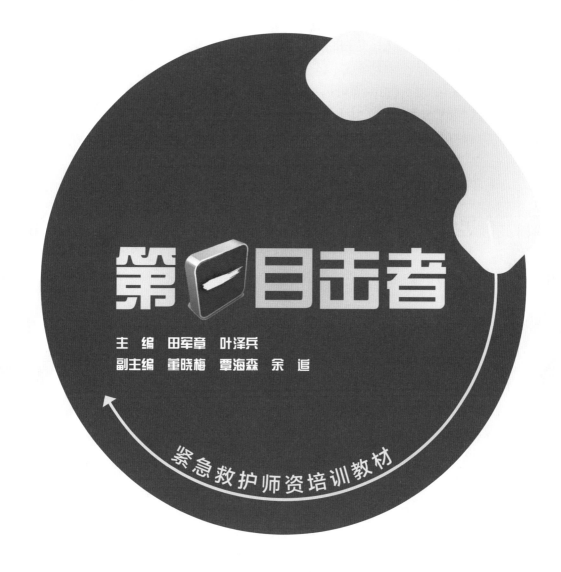

第一目击者

主 编 田军章 叶泽兵

副主编 董晓梅 覃海森 余追

紧急救护师资培训教材

人民卫生出版社

·北京·

图书在版编目（CIP）数据

第一目击者：紧急救护师资培训教材 / 田军章，叶
泽兵主编. —北京：人民卫生出版社，2024.2
　　ISBN 978-7-117-30974-5

Ⅰ.①第⋯　Ⅱ.①田⋯　②叶⋯　Ⅲ.①急救—自救互
救—技术培训—教材　Ⅳ.① R459.7

中国版本图书馆 CIP 数据核字（2020）第 268990 号

人卫智网	www.ipmph.com	医学教育、学术、考试、健康， 购书智慧智能综合服务平台
人卫官网	www.pmph.com	人卫官方资讯发布平台

第一目击者——紧急救护师资培训教材
Diyi Mujizhe——Jinji Jiuhu Shizi Peixun Jiaocai

主　　编：田军章　叶泽兵
出版发行：人民卫生出版社（中继线 010-59780011）
地　　址：北京市朝阳区潘家园南里 19 号
邮　　编：100021
E - mail：pmph @ pmph.com
购书热线：010-59787592　010-59787584　010-65264830
印　　刷：北京瑞禾彩色印刷有限公司
经　　销：新华书店
开　　本：787×1092　1/16　　印张：17.5
字　　数：371 千字
版　　次：2024 年 2 月第 1 版
印　　次：2024 年 2 月第 1 次印刷
标准书号：ISBN 978-7-117-30974-5
定　　价：118.00 元

打击盗版举报电话：010-59787491　E-mail: WQ @ pmph.com
质量问题联系电话：010-59787234　E-mail: zhiliang @ pmph.com
数字融合服务电话：4001118166　　E-mail: zengzhi @ pmph.com

主　　编　田军章　叶泽兵

副 主 编　董晓梅　覃海森　余　追

主　　审　王声湧

编　　者　（以姓氏笔画为序）

区慧仪　广东省应急救护志愿者培训基地

叶云凤　深圳市宝安区慢性病防治院

叶泽兵　广东省第二人民医院

田军章　广东省第二人民医院

李　洋　广东省第二人民医院

李文浩　广东省第二人民医院

李旭开　广州医科大学附属第一医院

余　追　武汉大学人民医院

郝建志　广东省第二人民医院

徐暐杰　广东省应急救护志愿者培训基地

董晓梅　暨南大学医学部

覃海森　广东省第二人民医院

编写秘书　李　洋（兼）　叶云凤（兼）

序

人们健康意识不断加强，对一些常见病、慢性病的保健知识也有了不同程度的认知和了解，但对于急危重症及各种突发事件引发的意外伤害，在医学救援人员到来之前，旁观者（bystander）因为不懂得急救知识与技能，往往一筹莫展、不知所措。现代医学研究表明，心肺复苏"黄金四分钟"，创伤救治"白金半小时"已成共识。而据世界卫生组织（WHO）的统计证实：全球20%的严重创伤患者因未能得到及时的现场急救而死亡；有40%～60%的心肌梗死患者在发病最初的几小时内死亡，其中70%的患者尚未赶到医院即死于家中或现场。因此，第一目击者（first responder）作为在现场为突发伤害、危重疾病的伤病员提供紧急救护的人，有必要接受系统规范的培训，对第一目击者进行急救知识与技能培训，对提高伤病员的救治成功率、减少伤残和死亡率具有至关重要的意义。

第一目击者来源于普通公众，而调查显示，我国普通公众居民自救互救的意识不强，缺乏急救知识，相关急救培训活动少，培训内容缺乏统一；公众急救知识的普及缺乏固定的培训机构、统一的培训模式和完善的管理机制，不能满足急危重伤病员现场急救的需要。这提示，我国全民急救知识和技能亟待普及、提高，培养合格的第一目击者已成为我国医疗卫生事业面临的紧迫任务。

目前，国内还没有建立起独立、完整、科学并且能与中国实际情况相结合的针对第一目击者培训的体系，特别是针对培训第一目击者师资的培训教材更是匮乏。广东省第二人民医院是WHO认证的国际应急医疗队、全国首家应急医院，在全国较早开展了面向公众的"紧急避险、自救互救"的科普教育，并且成立了应急救护志愿者培训基地。在田军章院长的带领下，全院在应急医学救援方面已经担当起了区域救援中心的角色。由他们组织编纂的这部《第一目击者——紧急救护师资培训教材》在总结我国普通公众发挥第一目击者功能的现状并分析存在的问题后，在借鉴和参考国内外普通公众医学急救知识和技能培训经验的基础上，对培训导师的技能、必备素质做了明确的要求。要求他们掌握紧急救护的知识和技能，通过掌握的知识和技能开展高质量的培训；掌握科学的教学方法，能够指导和提升学员的技能，使学员成为合格的第一目击者；要求他们能够客观评估学员对知识、技能的掌握程度，准确考评；要求他们具备独立完成教学任务的能力，以及不断自我提升的能力。本书为紧急救护师资培训提供了内容专业、全面实用的教程，为我国紧急救护培训体系的建立作出了一定贡献，既可作为第一目击者师资培训教程，又可作为各级卫生应急管理机构、各类卫生管理人员科学开展全民健康教育、普及健康知识、提升公众健康素质的技术参考书，

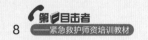

也是很好的各类基层卫生从业人员、普通公众、各类志愿者的医学培训教材。

正所谓"星星之火，可以燎原"，我们不仅需要不断提高医疗从业人员面对急危重伤病员的救治能力，也需要把普通公众培养成为处乱不惊、从容应对的合格的"第一目击者"。衷心希望本书在科学普及公众的急救知识与技能、实现院外急救社会化的全民健康发展宏伟目标中发挥积极的作用。

王声湧

2023 年 12 月

前　言

随着生活水平的不断提高及健康意识的加强，人们也开始越来越注重生活质量。现代化的生活给人们带来方便的同时，也增加了各种突发事件的发生概率，人类疾病谱的变化以及自然灾害的频频发生，可能由于现场救助不及时、救助的方法不当，导致了患者伤残或死亡的发生。当灾害发生时，第一时间的救治水平是救治效果的重要决定因素，对于同一伤者，进行不同的急救处理，后果可能完全不同。减少意外伤害和各种突发事件所造成的人员伤亡，单靠现有医疗资源远远不够，提高患者救治水平最有效的方法之一就是现场懂得急救知识的"第一目击者"在第一时间给予伤者合理救助。急救，已不再是医生的专利，树立"大急救"观念，增强公众急救意识的宣传和普及急救基本知识技能的培训，成为医学发展的必然趋势。

进行第一目击者急救知识培训，依靠第一目击者在这个"救命黄金时刻"对患者实施及时、先进、有效的初步救护，可挽救更多生命、减少伤残，控制伤病恶化，提高急救成功率，降低院前死亡率，是现代救护的新理念。针对第一目击者师资的培训在开展其自救互救培训，强化其应急意识与知识，让第一目击者对急救从概念转化为技能方面起重要作用。目前国内尚未见有针对第一目击者师资急救培训指导教材，因此，迫切需要为开展第一目击者自救互救培训工作的师资提供一本实用教材。

通过《第一目击者》课程的学习和实践，使急救受训人员（潜在第一目击者人群）扎实掌握基本救护理论、实践操作技能，熟悉正确处理各类意外险情的原则与标准，提高面向第一目击者的授课技能，通过开展长效自我教育机制，提高第一目击者自救互救水平，达到"建一队急救师资，保一方百姓平安"的长期目标。

本教材的使用者为第一目击者师资（包括急诊医护人员、社区卫生站工作人员、社区义工、学校老师及志愿者等）。本教材要体现"三基"，即基础理论、基础知识、基础技能；体现"五性"，即科学性、启发性、先进性、适用性和通俗性。每章节内容包括教学目标和目的、教学重点与难点、教学方法等。提倡以视频为主导，学练结合，小班教学的标准化教学模式，以保证培训的教学质量和效果。

我们身处"大数据、全媒体和互联网＋"的新时代，知识和信息的传播具有前所未有的便利和速度，但也鱼龙混杂，出现了一些新的问题和挑战。在我国紧急救护培训体系还没有完全搭建起来的前提下，一些不规范、不严谨甚至错误的紧急救护培训内容和方法也在不同的传播媒介出现，给规范的培训带来冲击，使部分公众被误导，接受的培训知识和技能被混淆。我们组织专业的紧急救护人员编撰此专著，希望更多的人员借助此教程在培训后成为合格的"第一目击者"，希望为构建我国卫生应急培

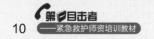

训体系贡献自己的一份微薄力量。

　　囿于可以参考的资料不多和我们自己的实践与水平限制，编写过程和成稿之后总是觉得书不尽言，言不尽意。谨请读者不吝金玉，帮助我们在使用中改正，并在未来再版时修改完善。

全体编者

2023 年 12 月

目　录

第一章

如何成为合格的
第一目击者？

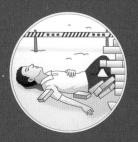 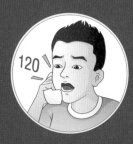 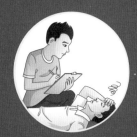

急救就是紧急救治，是急救员在医护人员到达前，对受伤或者突发疾病的人采取有效的治疗。采取有效的治疗包括：帮助其恢复呼吸和心跳、止血和救治休克以挽救伤病者生命，处理伤口、固定骨折部位等以减轻伤病者伤残和痛苦。

本书提供的信息可以帮助你成为一名合格的"第一目击者"，在某些意外或突发伤病情况下采取有效的措施进行自救互救。你需要做到：①明确自己的能力所及范围；②任何时候都要保证自己的安全；③在需要的情况下能够及时处理伤病，采取必需的治疗措施。

教学目标 > • 学员急救意识加强

教学目的 > • 学员认识到"第一目击者"的重要性

教学重点 >
• 了解"急救"的定义
• 如何当好"第一目击者"这一角色
• 知晓现场急救的重点
• 掌握几种常见紧急情况处置

教学难点 >
• 现场急救的要点
• 抢救生命的首要原则

教学方法 >
• 以知识讲座、知识手册、现场实操为主
• 以设置模拟病例、知识技能竞赛为辅，鼓励互动教学

第一节 | 第一目击者

一、什么是"第一目击者"？

急救就是紧急救治，是急救员在医护人员到达前，对受伤或者突发疾病的人采取有效的治疗。急救员是指能对伤病员采取有效的救护措施、使伤病员脱离危险的人。这里的急救员既包括伤病员的亲属，也包括现场的人，如警察、保安人员、公共场合服务人员等，统称为"第一目击者"（first responder）。"第一目击者"能运用所学的救护知识、技能救助伤病员，对减少伤残发生率与降低死亡率，提高院外急救水平都发挥了重要作用。

开展急救的目的是挽救伤病者生命——帮助其恢复呼吸和心跳、止血和救治休克，减轻伤残和痛苦——处理伤口、固定骨折部位等。急救行动最基本的原则是：在接触伤病员前确保自己的安全，排除一切可能出现的危险，确保自己、伤病员及现场其他人员的安全。若周围环境不安全，不要轻易接近伤病者，应寻求专业人员的帮助。因此，人人都能成为急救员，成为"第一目击者"。

二、"第一目击者"的重要意义

"第一目击者"在现场发挥重要作用，体现在其帮助伤病员处理伤口、固定骨折患肢、减轻其焦虑与恐惧感、消除引起疾病或损伤的因素，如果有能力，还可以解除伤病员呼吸道梗阻、开放气道、实施胸外按压或治疗休克等，在专业人员到达现场前帮助减轻伤病员疼痛与焦虑，提高抢救成功率。

研究表明，具有救护能力的团队合作在应对突发事件或灾难事故时的成效更为明显。因此，防灾在平时，在非危机状态时人人参与急救知识与技能学习、防灾演练，制订灾难现场避险逃生计划与应急方案，在突发事件发生时迅速反应，团结周围的一切力量，提高急救效率。

普及急救知识与技能，培养"第一目击者"，是主要发达国家提高院外急救水平的重要举措。美国红十字会每年培训约 12 万公民，心脏协会每年培训约 550 万公民，美国现已培训约 7 000 万"第一目击者"，急救培训普及率为 25%，心肺复苏培训普及率达 45%。50% 以上的澳大利亚公众接受过急救专业培训，每 100 人中有 1 ~ 2 名"第一目击者"。

日本将急救培训纳入基础教育内容，范围覆盖小学、中学，甚至大学，大阪府地区92%高中学校均进行了急救普及教育。瑞典每年有5.8万人参加红十字会的急救培训，2006年已有45%的公众参加过心肺复苏技能的培训。

三、"第一目击者"现场急救重点

1. 快速冷静评估现场。

2. 保护自己和伤病员，确保自己的安全。

3. 建立并维持与伤病员间的信任，消除恐惧、恢复信心。

4. 评估伤情，识别伤病情况。

5. 尽快给予治疗，首先处理最严重（危及生命）的情况，如出血、心搏呼吸骤停。

6. 如果怀疑病情／伤情严重，应尽快拨打电话120或999寻求专业急救帮助，或送伤病员到医院治疗。

第二节 ┃ 第一目击者急救行动

　　紧急情况下，应该有一个明确清晰的行动规划。基本步骤是：评估现场、尽可能确保现场安全、运用初级检查措施评估伤病员病情、判断最严重的伤病情况并实施救助。

一、现场评估

　　准确评估现场是事故急救的一个最重要因素。评估时应迅速，尽快了解情况。各种事故都可以用相似的方式处理。主要考虑以下几点：

1. 安全性　危险是什么？是否持续存在？自身、伤病员及旁观者是否安全？
2. 紧迫性　事故是什么因素造成的？受伤人数是多少？伤病员是否仍有生命危险？
3. 严重性　引起疾病和损伤的原因是什么？涉及多少人？大概处于什么年龄段？
4. 可行性　现场可用资源有哪些？可能采取何种救护措施？需要何种支援？

二、确保现场安全

　　引发事故的因素可能仍然存在。如果可以，首先消除这些因素。可能只需比较简单的措施；如对触电者现场救护，必须切断电源，这样可以减少自身触电的危险；如关掉汽车的点火装置，这样能减少引发火灾的危险。然后把伤员转移到安全的地方。伤员转移时通常需要专业人员的帮助，并使用搬运工具。

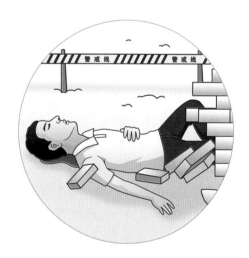

图 1-1　确保现场安全示意图

　　在接触伤病员时要确保自己的安全：要清楚了解自己能力的极限，在不能消除存在的危险的情况下，要注意伤员与自己的距离，安全救护。

　　如果你不能保证现场安全，最好拨打 120/999 寻求专业帮助。在专业救助到达并控制现场情况前不可盲目行动（图 1-1）。

三、沟通并建立信任

在采取救助措施之前，首先要表明自己的身份，通过自我介绍与伤员建立信任关系。注意，任何时候都要尊重伤员。

当伤员拒绝救助时，不要与之发生争执。可以向他解释原因，并安抚伤员情绪。同时可以考虑拨打120/999。如果担心伤员病情可能进一步恶化，可留在现场，保持一段距离观察伤员（图1-2）。

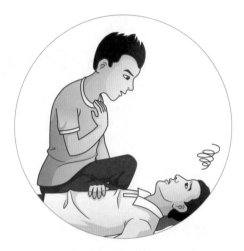

图1-2　沟通并建立信任示意图

四、伤情评估

评估伤病者的伤病情，以确定其病情是否危及生命。这时需要执行规范的操作步骤，按照"一经发现，立即处理"的原则进行治疗。可采用初级检查步骤进行伤病员病情评估，具体如下（图1-3）。

1. 反应情况　你需要快速判断伤员意识是否清醒。靠近观察，可问他一些问题，如"发生什么事了？""你还好吗？"如果没有回应，则轻拍他的肩膀，靠近双耳问他："你怎么了？"如果仍然没有回应，就可以判断伤员是没有意识的（图1-4）。没有意识的伤员需要立即开放气道判断呼吸并采取进一步的救助行动。

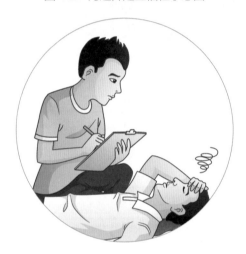

图1-3　伤情评估示意图

2. 气道通畅情况　保持气道通畅是呼吸的必要条件。如果伤员意识不清，或者有反应但不能说话、咳嗽，有可能是气道堵塞，必须立即检查和清除。你需要开放气道和清理气管。开放气道采用压额抬颏法：一手掌压前额，另一只手中、示指向上向前抬高下颏，两手合力使头后仰；使下颌角、耳郭连线与地面垂直，即为有效开放气道（图1-5）。观察伤员口腔是否有异物，并促其排出。在清理完口腔异物后才可以进行下一步操作。

3. 呼吸情况　伤员呼吸正常吗？通过看、听

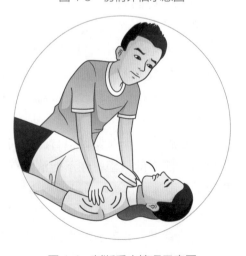

图1-4　判断反应情况示意图

和感觉来判断呼吸情况。用耳贴近伤员口鼻，听并感觉伤员呼吸气流，同时面向伤员胸部，用眼观察伤员胸腹部是否起伏。若可感觉到呼吸气流，看到胸腹部起伏，则为呼吸正常。判断呼吸一般用 5 ~ 8 秒即可，时间过长可能延误最佳救助时间。

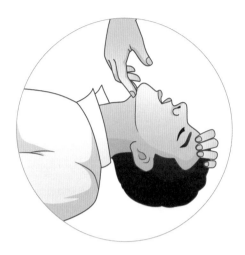

图 1-5　有效开放气道示意图

　　如果他意识清醒并能与你说话，那么他仍然可以呼吸。如果意识不清的患者没有呼吸，心脏也会停跳，这时必须立即进行胸外按压和人工呼吸（详见第二章）。

　　4. 循环情况　伤病者有严重失血的体征吗？严重失血时伤者可表现为头晕头昏、脉搏增快、血压下降、出冷汗、肤色苍白等。导致严重失血的伤情必须立即处理，降低休克的危险。大出血与心脏停搏同样危险，应尽可能取得他人帮忙，协作救助伤病者。

　　五、紧急呼救

　　1. 经过现场评估和病情判断后，选择适当的救助方法。

　　（1）如果伤患较轻，跟伤病者解释清楚，并让伤病者自己选择去处。

　　（2）寻求专业医疗救助。根据伤病者所在地区，寻找可利用的医疗资源，例如社区医院和社区医疗点。

　　（3）如果伤情严重，需要紧急医疗救助时，如心脏病发作，拨打急救电话 120/999（火警 119，匪警 110，交通事故报警 122），用救护车送往医院。

　　2. 如何拨打急救电话？当你拨通 120 后，会被问及现场及伤患者情况（图 1-6）。你需要提供一些重要信息，包括事故的情况和严重性。明确告知自己的姓名，说明自己现在现场，正在尽第一目击者的责任。需要提供以下必要的内容：

　　（1）你的电话号码，或者正在使用的电话号码。

　　（2）伤病员所在的准确地点，尽可能指出附近街道的交汇处或其他显著标志。

　　（3）说明突发事件的性质及严重性。例如，交通事故，两辆车，三人受伤，道路堵塞。

　　（4）伤员的数量、性别、年龄、最危重的情

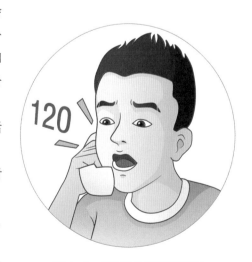

图 1-6　拨打急救电话示意图

况。例如，一位男性，60岁左右，呼吸困难，怀疑心脏病突发。

（5）现场采取的救护措施，如安抚伤员情绪、开放气道、止血等。

现场急救流程见图1-7。

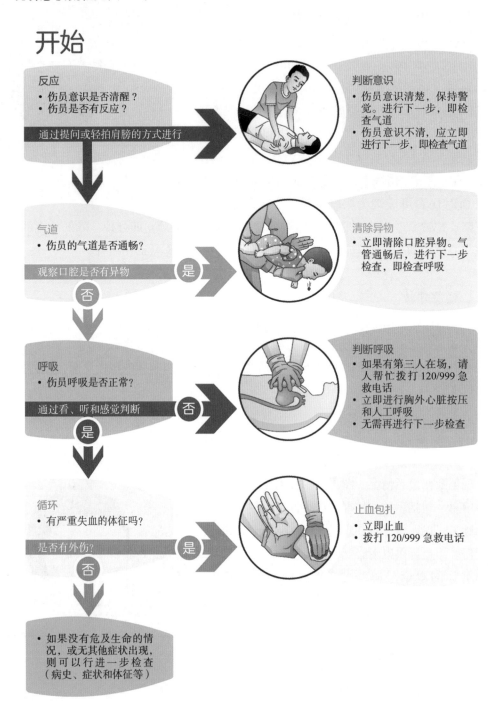

图1-7　现场急救流程

六、处理危重情况

人类生存需要充足的氧气进入肺部，通过血液循环传输到人体内的所有细胞。而呼吸是人体通过气管，使氧气进入肺部和血液循环的过程。如果人体有一段时间不能呼吸，就会失去意识，造成心脏停搏。心脏停搏 5 分钟后，大脑开始缺氧，脑细胞发生不可逆的损伤，超过 10 分钟，大部分脑细胞死亡。

因此，在对一些危重伤病员进行急救时，最先采取的措施就是开放气道、维持血液循环。

1. 抢救生命的首要原则　抢救生命的首要原则是尽早给予有效措施干预，维持患者生命体征。

无论是在家庭、商场或在马路等户外，还是在情况复杂、危险的突发事件现场，发现危重伤病员后，第一目击者对伤病员开展及时有效的救助，伤病员的存活机会就会大大增加。对于失去意识的伤病员，首先要保持气管通畅，保证呼吸（氧气可以进入人体）和循环（含氧血液可以到达机体组织）。心脏的正常搏动可以保证含氧血液定向流动到各机体组织，包括大脑。如果心搏骤停几分钟后，大脑就开始缺氧并造成不可逆的损伤，因此心脏停搏后的胸外按压至关重要。心脏停搏 5 分钟后血氧浓度降低，人工呼吸开始变得更重要。胸外按压和人工呼吸的结合称为心肺复苏（cardiopulmonary resuscitation，CPR）。除心肺复苏外，有一种专用仪器叫自动体外除颤器（AED），通过电击心脏以恢复正常心跳，是最容易促进生存的环节。

如果现场救护的"生命链"都能完成，伤员存活的机会就大大增加：迅速拨打紧急求助电话、进行 CPR 以维持循环和供氧、正确进行 AED、迅速进行专业治疗和高级生命支持（只强调院前救护，高级生命维持和骤停后护理不是第一目击者重点关注的，所以现场救护的"生命链"未列入）（图 1-8）。

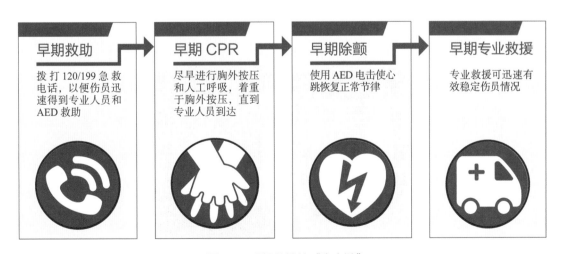

图 1-8　现场救护的"生命链"

2. 开放气道的重要性　失去意识的伤病员可能因肌肉的控制能力丧失，造成舌和会厌阻塞气管。一旦发生这种情况，伤病员呼吸困难，发出声响，甚至呼吸停止。应抬高伤病者下颏，使头部后仰，保证气管通畅，能够进行呼吸（图1-9）。

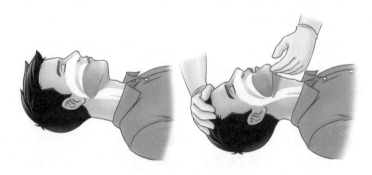

图 1-9　开放气道示意图

3. 胸外按压的重要性　心脏是血液循环的动力器官，心脏规律跳动维持着全身的血液循环，包括大脑。如果心脏停止跳动，体内血液就无法循环，导致人体最重要的器官——大脑缺氧。大脑细胞缺氧4～6分钟就不可存活。通过胸外按压可以维持一部分循环，原理是通过机械性辅助心脏使血流入机体。垂直按压胸腔中心，使胸腔内压力增大，血液被挤压进入机体各组织器官。当按压解除后，胸部隆起，胸腔内压力减小，更多的血液被吸回心腔；再次按压血液又被挤压出去。

为确保血液中有充足的氧气，胸外按压可结合人工呼吸进行。

4. 体外除颤的重要性　AED用于在心脏停搏时恢复心跳。尽早使用AED，伤员存活的机会就越大。在使用AED前应接受培训，会进行心肺复苏，特别是胸外按压。AED培训只需十几分钟即可掌握其操作方法。救助伤病者时，按照AED语音提示进行正规操作即可（图1-10）。

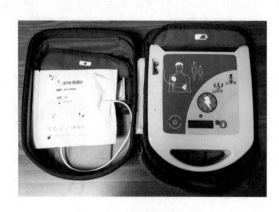

图 1-10　自动体外除颤器

大多数情况下，当使用到 AED 时，你已经开始进行心肺复苏操作。拿到 AED 后，在准备仪器、将电极贴到伤者身上的同时，还应该继续进行心肺复苏操作。

AED 使用步骤：

（1）打开 AED，取出电极。脱掉伤员衣服，并擦干伤员胸部的水或汗水，保持干燥。

（2）一个电极贴于伤员右胸上部，即锁骨下方。另一个电极贴于伤员左侧腋窝下、左乳房外侧（图 1-11）。确保电极的长轴与伤员身体长轴重合。

（3）将电极与 AED 连接，AED 开始分析伤员心律时，确保没有人接触伤员。按照仪器的语音提示或屏幕提示操作。

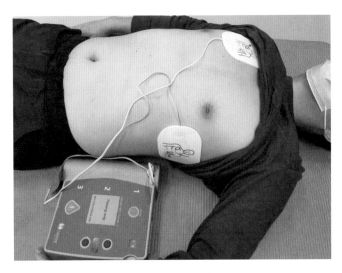

图 1-11 AED 使用

5. 人工呼吸的重要性 　人呼出的气体中氧含量为 16%，二氧化碳为 4%。通过人工呼吸，将人体呼出的气体强行吹入伤员气管内到达肺部；当你的嘴离开伤员后，伤员的胸腔回落，将含有废气的气体从肺中挤压出来。人工呼吸与胸外按压结合使用，可保证伤病员所需的氧气量。

第三节 | 第一目击者对几种常见紧急情况的处置

作为第一目击者，当你遇到突发事件导致公众或自身生命受到威胁时，有效的自救互救技能常常能保护自己和他人，为后续专业救援赢得时机，甚至直接使伤病员转危为安。以下介绍几种常见紧急情况下自救互救技能。

一、溺水

溺水者被救起后，不建议第一目击者采用"倒挂控水法"控水。正确的做法是迅速清除口鼻异物后，将溺水者俯卧，开放气道，呼救并安抚溺水者，等待救援。如出现呼吸、心跳骤停，应立即实施心肺复苏。

二、马拉松比赛时猝死

第一目击者可让患者平躺，勿随意搬动，立即检查呼吸、脉搏，开放气道，呼救并实施心肺复苏（其中胸外按压示意图见图1-12）。

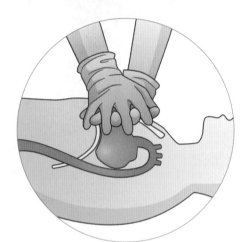

图 1-12 胸外按压示意图

三、脑卒中后患者意识不清

第一目击者将患者平躺，并拨打120。使患者头部侧向一边以防舌根后坠，检查是否有呕吐物并及时清理，观察伤情变化直至医务人员到达（图1-13）。

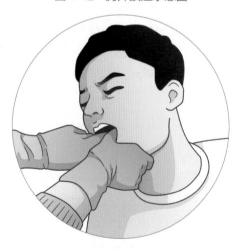

图 1-13 脑中风后患者意识不清处置示意图

四、怀疑"颈椎"损伤

对于从高处跌落后意识不清，或者车祸后仍在车内的伤者，作为第一目击者都应该想到患者"颈椎"损伤的可能。正确的做法注意保护颈部，不可轻易搬动患者，以免造成二次伤害（图 1-14）。

五、儿童气道异物

儿童吃果冻、花生等造成异物堵塞气道，第一目击者应立即协助家长紧急送往医院，在送医途中不断尝试海姆立克急救法清除异物（图 1-15）。

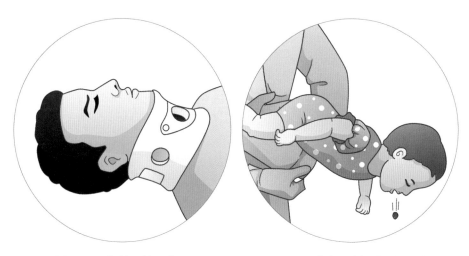

图 1-14　保护颈椎示意图　　　　图 1-15　清除儿童气道异物示意图

（叶云凤　李　洋　董晓梅）

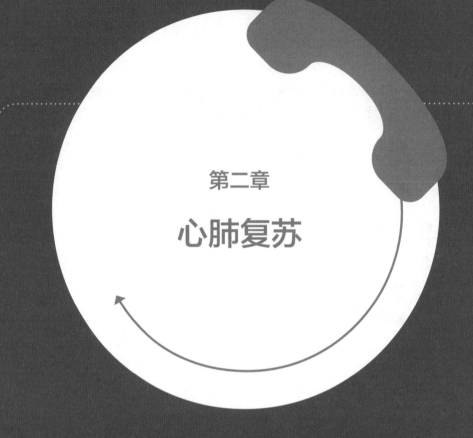

第二章

心肺复苏

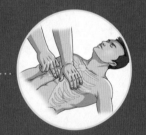 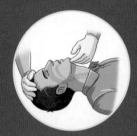 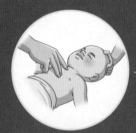

现代心肺复苏（cardiopulmonary resuscitation，CPR）从 20 世纪 60 年代实施以来至今已有 50 多年的历史，到目前为止是最为简单有效、廉价、易于学习、易于掌握的救命技术，使成千上万名心搏骤停患者"死而复生"，因而也成为第一目击者必须掌握的关键技术。

教学目标 ＞ • 第一目击者能将心肺复苏技术应用于现实生活中

教学目的 ＞ • 掌握心肺复苏操作技术要点，完成高质量心肺复苏

教学重点 ＞
• 成人心肺复苏的适应证和操作方法
• 儿童心肺复苏的适应证和操作方法
• 婴儿心肺复苏的适应证和操作方法

教学难点 ＞
• 心肺复苏技术要点
• 心肺复苏操作注意事项

教学方法 ＞
• 以知识讲座、知识手册、现场实操为主
• 以设置模拟病例、知识技能竞赛为辅，鼓励互动教学

第一节 | 成人心肺复苏

心搏骤停一旦发生，如得不到即刻及时的抢救复苏，4 ~ 6分钟后会造成患者脑和其他人体重要器官组织不可逆的损害，因此心搏骤停后的心肺复苏必须在现场立即进行，为进一步抢救直至挽回心搏骤停伤病员的生命而赢得最宝贵的时间。

教学目的
- 识别并及时处理成人呼吸、心搏骤停，熟练进行基础生命支持2分钟

教学方法
- 知识讲座、现场实操互动教学
- 视频教学、模拟病例

学时安排
- 4学时（180分钟）

教学重点
- 成人心肺复苏适应证和操作方法

教学难点
- 成人心肺复苏技术要领

一、什么是心肺复苏？

心肺复苏是针对呼吸、心跳停止的患者所采取的抢救措施，即用胸外心脏按压、人工呼吸及使用AED这一系列的急救措施达到恢复苏醒和挽救生命的目的。复苏的最终目的是脑功能的恢复。适用于各种原因导致的心搏呼吸骤停的患者。这里主要介绍"第一目击者"针对性较强的基础生命支持（basic life support，BLS），争取在黄金时间4分钟内进行。

二、心搏骤停判断方法

1. 患者突然意识丧失，昏倒，无反应。

2. 心音消失，外周大动脉（如颈动脉）搏动消失。

3. 呼吸停止（主要观察有无胸腹呼吸运动）。

4. 面色苍白或发绀，瞳孔散大、固定。

三、心肺复苏过程——BLS

1. 环境评估　首先确认现场环境安全，注意现场是否有潜在危险存在，对本人、患者有无伤害，排除一切可能发生的危险，避免次生灾害的发生（图2-1）。

2. 伤情评估

（1）评估意识：意识是中枢神经系统对内、外环境的刺激具有的有意义的应答能力。可采用"一喊、二拍、三掐"的方法（图2-2）。

（2）高声呼救：患者对轻拍、呼唤无反应，表明其已无意识，立即在原地高声呼

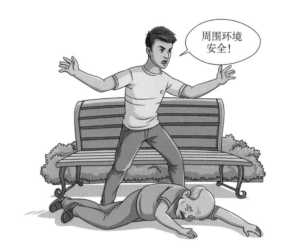

图2-1　确认现场安全环境示意图

救："快来人呀！这里有人受伤，需要抢救！"并指定专人呼叫拨打120求助，旁人应详细汇报情况，确保120急救人员无疑问后再挂断电话。

（3）评估呼吸和脉搏：呼吸是肺呼气和吸气的全过程，胸廓的一次起伏就是一次呼吸，正常成年人每分钟呼吸16 ～ 20次。脉搏是判断心搏骤停的重要标志，首选颈动脉，一般在喉结旁开2 ～ 3厘米可触及（图2-3）。

采用一看——眼看（胸廓起伏），二听——耳听（气流），三感觉——面感（气息），四摸——手摸（动脉搏动）。四个动作可同时进行，在10秒内完成判断。

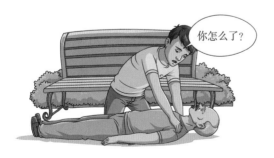

图2-2　伤情评估示意图

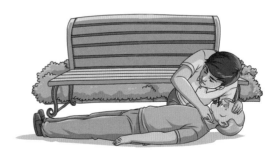

图2-3　评估呼吸和脉搏示意图

3. 急救处理　评估有呼吸有脉搏的患者，可监测患者情况，直到急救人员到达。对于有脉搏无呼吸的患者，给予人工呼吸，每 5～6 分钟 1 次呼吸或每分钟 10～12 次呼吸，约 2 分钟检查 1 次脉搏。如果没有脉搏，立即启动心肺复苏。

4. 心肺复苏　对于无呼吸、脉搏的患者，立即将患者平卧于硬地板上行心肺复苏，开始 30 次胸外按压和 2 次人工呼吸的复苏周期。

（1）胸外心脏按压：原理为人体胸廓有一定的弹性，肋软骨与胸骨交接处可因受压而下陷，因此，按压胸骨下段即可间接压迫心脏，依靠胸骨的传导力量挤压心脏而形成人工的血液循环（图 2-4）。

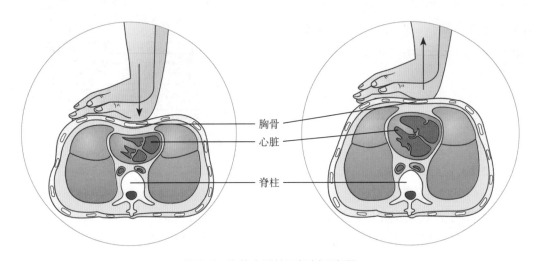

胸骨
心脏
脊柱

图 2-4　胸外心脏按压解剖示意图

1）部位：胸骨中下 1/3 交界处或双乳头连线与前正中线交界处（图 2-5）。

定位：用手指触到靠近施救者一侧的胸廓肋缘，手指向中线滑动到剑突部位，取剑突上两横指，另一手掌跟置于两横指上方，置胸骨正中，另一只手叠加之上，手指锁住，交叉抬起。

2）方法

扣：掌根重叠放在按压手背上，十指相扣。

翘：手指翘起，掌根接触胸壁。

直：按压时上半身前倾，腕、肘、肩关节伸直，以髋关节为支点，垂直向下用力，借助上半身的重力进行按压（图 2-6、图 2-7）。

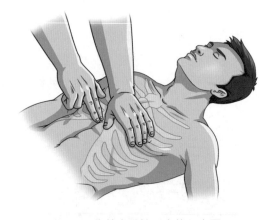

图 2-5　胸外心脏按压定位示意图

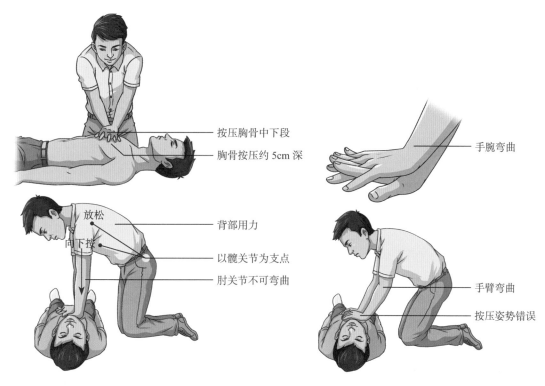

图 2-6　胸外心脏按压正确姿势示意图　　　图 2-7　胸外心脏按压错误姿势示意图

3）注意：按压频率为 100 ~ 120 次 / 分，按压应平稳而有节奏地进行，不能间断，每次按压后让胸部完全回弹，放松时掌根不能离开胸壁，下压及放松时间大致相等。

按压深度：成人胸骨下陷 5 ~ 6 厘米。

按压通气比例：30 ∶ 2。

（2）人工呼吸

1）开放气道：舌根后坠和异物阻塞是造成气道阻塞最常见原因，开放气道时应先去除气道内异物。如无颈部创伤，清除口腔中的异物和呕吐物时，可一手按压开下颌，另一手用示指将固体异物钩出。

方法常用：①仰头抬颏法。将一手小鱼际置于患者前额部，用力使头部后仰，另一手置于下颏骨骨性部分向上抬颏，使下颌尖、耳垂连线与地面垂直。颈部损伤者禁用（图2-8）。②托颌法。将肘部支撑在患者所处的平面上，双手放置在患者头部两侧并握紧下颌角，同时用力向上托起下颌。如果需要进行人工呼吸，则将下颌持续上托，用拇指把口唇分开，用面颊贴紧患者的鼻孔进行口对口呼吸。托颌法因其难以掌握和实施，常常不能有效地开放气道，还可能导致脊髓损伤，因而不建议基础救助者采用（图2-9）。

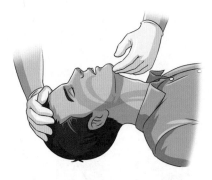
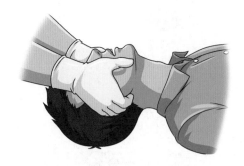

图2-8 仰头抬颏法示意图　　　　　　　　图2-9 托颌法示意图

2）人工呼吸：开放气道后进行人工呼吸（图2-10）。①口对口人工呼吸：一只手将患者鼻孔捏闭，将施救者的口包住患者的口，正常吸气后缓慢吹气（1秒以上），见到胸廓明显起伏，再松口松鼻，气体呼出，胸廓回落。吹气2次，吹气间期时将手松开，观察患者有无气流从口鼻中呼出。②口对鼻及口对口鼻人工呼吸：适用于牙关紧闭或口唇有创伤的患者，频率、持续时间、潮气量与对口呼吸相同。

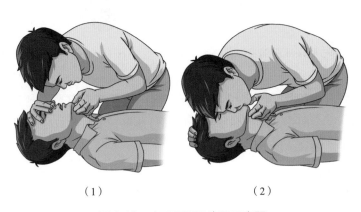

（1）　　　　　　　　　　（2）

图2-10 人工呼吸及步骤示意图

（3）重新评价：5个按压/通气周期（约2分钟）后，再次检查和评价，如仍无循环体征，立即重新进行心肺复苏。

注意2分钟更换按压者，每次更换尽量在5秒内完成心肺复苏过程中不应搬动患者并尽量减少中断。

5. 心肺复苏终止指标

（1）患者已恢复自主呼吸和心跳。

（2）确定患者已死亡。

（3）心肺复苏进行30分钟以上，检查患者仍无反应、无呼吸、无脉搏、瞳孔无回缩。

对于年轻、基础体质较好的患者，可适当延长复苏时间。

第二节 | 儿童及婴儿心肺复苏

　　婴儿指 1 岁以下，儿童指 1 岁到青春期，青春期以女性乳房发育和男性腋毛的出现为标准。一旦发现患者没有反应，医护人员即可现场呼救。然后继续同时检查呼吸和脉搏，再启动应急反应系统（或请求支援）。

　　儿童心搏骤停与成人相比存在着内在的差异。婴儿和儿童由窒息引起心搏骤停较心脏原因引起更为多见，故对儿童进行复苏时通气可能更为重要。为了提高第一目击者的心肺复苏率以及增进知识和技能的记忆，对婴儿、儿童使用和成人相同顺序的心肺复苏流程有着潜在益处。

教学目的
- 识别并及时处理儿童及婴儿呼吸、心搏骤停，熟练进行基础生命支持 2 分钟

教学方法
- 知识讲座、现场实操互动教学
- 视频教学、模拟病例

学时安排
- 4 学时（180 分钟）

教学重点
- 儿童及婴儿心肺复苏适应证和操作方法

教学难点
- 儿童及婴儿心肺复苏技术要领

一、儿童心肺复苏（大于 1 岁到青春期）

儿童心搏呼吸骤停的诊断：患儿突然昏迷及大血管搏动消失即可诊断，但触诊不确定有否大血管搏动亦可拟诊（10 秒），而不必反复触摸脉搏或听心音，以免延误抢救时机。

（一）儿童生存链

儿童生存链（院外）包括：①预防；②启动应急反应系统；③高质量 PCR；④高级心肺复苏；⑤心脏骤停恢复自主循环后治疗；⑥康复（图 2-11）。

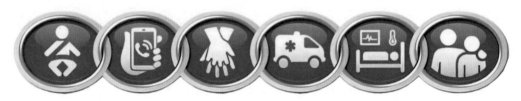

图 2-11　儿童生存链（院外）

（二）儿童心肺复苏流程

1. 判断意识　轻拍、呼喊患儿，无反应说明无意识。

2. 判断循环和呼吸　触摸颈动脉或肱动脉、股动脉，同时观察面色、反应、呼吸（图 2-12）。

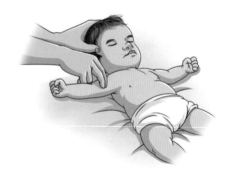

3. 心肺复苏基本步骤　C-A-B。

C——胸外按压（Chest compressions/Circulation）。

A——开放气道（Airway）。

B——建立呼吸（Breathing/Ventilations）。

图 2-12　判断循环和呼吸示意图

4. 胸外心脏按压

（1）定位：双乳连线与胸骨垂直交叉点下方一横指。

（2）下压深度：至少为胸部前后径的 1/3，大约 5 厘米。

（3）按压频率：每分钟 100 ~ 120 次。

（4）按压方法

1）双掌按压法：适用于 8 岁以上儿童，手掌根部重叠放在另一手背上，十指相扣，下面手的手指抬起，手掌根部垂直按压胸骨下半部（图 2-13）。

2）单掌按压法：适用于 1 ~ 8 岁儿童，手掌根部置于胸骨下半段，手掌根的长轴与胸骨的长轴一致。

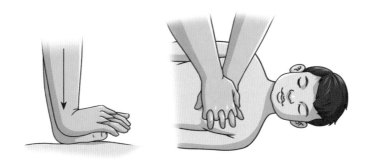

图 2-13　双掌按压法示意图

5. 开放气道

（1）仰头抬颏法：用一只手的小鱼际（手掌外侧缘）部位置于患儿前额，另一只手的示指、中指置于下颏将下颌上提，使下颌角与耳垂的连线和地面垂直；注意手指不要压颏下软组织，以免阻塞气道（图 2-14）。

（2）托颌法：将双手放置在患儿头部两侧，握住下颌角向上托下颌，使头部后仰程度为下颌角与耳垂连线和地面呈 60°（儿童）或 30°（婴儿）（图 2-15）。

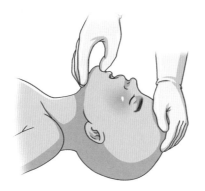
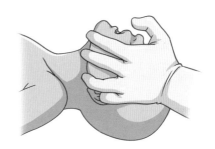

图 2-14　仰头抬颏法示意图　　　　　图 2-15　托颌法示意图

6. 人工呼吸　人工呼吸有口对口人工呼吸和口对口鼻人工呼吸两种方式（图 2-16）。

（1）口对口人工呼吸：根据患者的病情选择打开气道的方法，一般采取压额抬颏法，患者取仰卧位，施救者一手尺侧缘压在患者前额，并用拇指和食指捏住患者的鼻孔，另一手握住颏部使头尽量后仰，保持气道开放状态，然后深吸一口气，张开口以封闭患者的嘴周围（婴

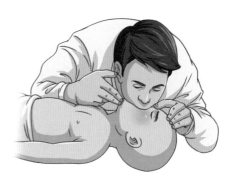

图 2-16　口对口鼻人工呼吸示意图

幼儿可连同鼻一块包住），向患者口内连续吹气 2 次，每次吹气时间为 1 ~ 1.5 秒，成人患者吹气量 1 000ml 左右，直到看到胸廓抬起，停止吹气，施救者松开嘴，并放松捏住鼻孔的手，利用患者胸廓回弹让患者呼气，将脸转向一旁，用耳听有无气流呼出，再深吸一口新鲜空气为第二次吹气做准备，当患者呼气完毕，即开始下一次同样的吹气。

（2）口对鼻人工呼吸：对于有口腔外伤或其他原因致口腔不能打开的患者，可采用口对鼻吹气。首先患者头后仰开放气道，用手托住患者下颌使其口闭住。深吸一口气，用口包住患者鼻部，用力向鼻孔内吹气，直到胸部抬起，吹气后施救者松开嘴，尽量将患者口部张开，让气体呼出。人工呼吸如吹气有效，则可见到患者的胸部随吹气而起伏，并能感觉到气流呼出。呼气频率保持每 3 ~ 5 秒 1 次呼吸或每分钟 12 ~ 20 次呼吸，要注意胸外按压与人工呼吸的协调。单人复苏时，胸外按压和人工呼吸比为 30 ： 2；即胸外按压 30 次后，给予 2 次有效人工呼吸；双人复苏时，胸外按压和人工呼吸比为 15 ： 2；即胸外按压 15 次后，给予 2 次有效人工呼吸。

7. 快速除颤　在复苏过程中心室颤动、室性心动过速和室上性心动过速时，如有除颤仪，尽快电击除颤复律。

儿童除颤剂量可考虑首剂量 2J/kg，对于后续除颤，能量级别至少 4J/kg，并可以考虑使用更高能量级别，但不能超过 10J/kg 或成人最大剂量。

二、婴儿心肺复苏（1 岁以下）

婴儿心肺复苏术步骤如下：

1. 迅速将婴儿放在坚硬的平台上，拍打患儿足底部并大声向患儿呼叫，检查意识。

2. 打开婴儿衣服，观察胸廓有无呼吸，并触摸肱动脉，判断有无搏动。

3. 如果有旁人，请他人呼叫 120 并取 AED 回来，自己立即开始心肺复苏；如果无旁人，给予 2 分钟的心肺复苏，离开患儿再呼叫 120 并取回 AED，并尽快返回继续心肺复苏。

4. 开始胸外心脏按压。

（1）定位：双乳连线与胸骨垂直交叉点下方一横指。

（2）下压深度：至少为胸廓前后径的 1/3，大约 4 厘米。

（3）按压频率：每分钟 100 ~ 120 次。

（4）按压呼吸比：单人 30 ： 2，双人 15 ： 2。

（5）按压方法：①双指（中指和无名指）按压法（图 2-17）；②双手环抱按压法（图 2-18）。

5. 开放气道，采用仰头抬颏法。

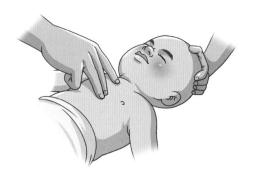

图 2-17 双指按压法示意图

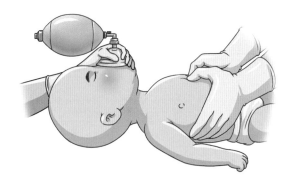

图 2-18 双手环抱按压法示意图

6. 人工呼吸，采用口对口鼻呼吸法。施救者的嘴和婴儿的口鼻密合后，向婴儿进行人工呼吸（每一次吸气的时间 1 ~ 1.5 秒）之后，观察婴儿胸部起伏的情形，待胸部完全落下之后给婴儿呼气的时间，再给婴儿吹第二口气。

7. 重复胸外按压及人工呼吸 5 个循环后检查脉搏、呼吸。若有呼吸，则停止心肺复苏，采取复苏的姿势，保持呼吸道畅通，给予保暖，并马上送医院。

第三节 | 心肺复苏相关要点

心肺复苏要解决的根本问题是保证各器官维持最低的血供以达到维持器官生理功能的最低供氧和营养。在心肺复苏时要注意以下几个问题。

一、正确放置复苏体位

复苏时患者体位应为"仰卧在坚硬平面上"。如果患者是俯卧或侧卧，在可能情况下应将他翻转为仰卧，放在坚硬平面上，如木板床、地板或背部垫上木板，这样，才能使心脏按压行之有效。不可将患者仰卧在柔软物体上，如沙发或弹簧床上，以免直接影响胸外心脏按压的效果。在翻转患者时注意保护头颈部。

翻身的方法：抢救者先跪在患者一侧的肩颈部，将其两上肢向头部方向伸直，然后将离抢救者远端的小腿放在近端的小腿上，两腿交叉，再用一只手托住患者的后头颈部，另一只手托住患者远端髂部，使头、颈、肩、躯干呈一整体同时翻转成仰卧位，最后，将其两臂还原放回身体两侧。

将患者翻转为心肺复苏体位（仰卧位）步骤见图 2-19。

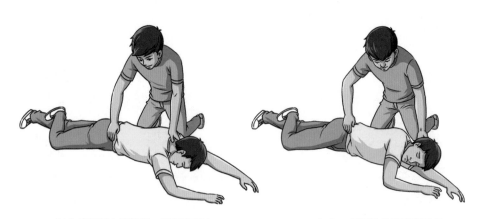

（1）将患者上臂伸直，双下肢交叉　　　　　　（2）一手保护伤员颈部翻身

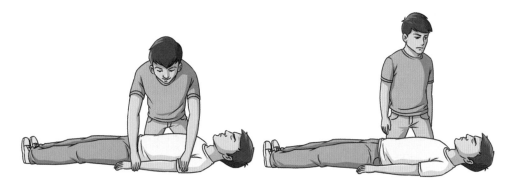

（3）复原伤员上臂与下肢　　　　　　（4）跪于伤员肩胸部旁

图 2-19　翻转心肺复苏体位示意图

二、正确使用自动体外除颤器

自动体外除颤器（automated external defibrillator，AED）是一种便携式的医疗设备，它可以诊断特定的心律失常，并且给予电击除颤，是可被非专业人员使用的用于抢救心源性猝死患者的医疗设备（图 2-20）。

AED 使用步骤如下：

（1）开启 AED：打开 AED 的盖子，依据视觉和声音的提示操作（有些型号的 AED 需要先按下电源）。

（2）贴电极：在患者胸部适当的位置上，紧密地贴上电极。通常而言，两块电极板分别贴在右胸上部锁骨中线第二肋间和左乳头外侧腋中线第五肋间处（图 2-21），具体位置可以参考 AED 机壳上的图样和电极板上的图片说明。也有使用一体化电极板的 AED。

（3）将电极板插头插入 AED 主机插孔。

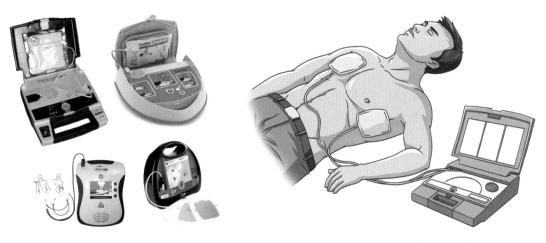

图 2-20　常见的 AED　　　　　　图 2-21　AED 电极板贴放位置示意图

（4）开始分析心律，在必要时除颤。

按下"分析"键（有些型号的 AED 在插入电极板后会发出语音提示，并自动开始分析心律，在此过程中请不要接触患者，即使是轻微的触动都有可能影响 AED 的分析），AED 开始分析心律。分析完毕后，AED 将会发出是否进行除颤的建议，当有除颤指征时，不要与患者接触，同时告诉附近的其他任何人远离患者，由操作者按下"放电"键除颤。

（5）一次除颤后未恢复有效灌注心律，进行 5 个周期心肺复苏。

除颤结束后，AED 会再次分析心律，如未恢复有效灌注心律，操作者应进行 5 个周期心肺复苏，然后再次分析心律，除颤，心肺复苏，反复至急救人员到来。

⚠️ **注意事项**

- 应用 AED 前，需解开或剪开衣物，完全暴露患者前胸部，去除或移除患者胸前所有可移除的金属物体如表链、徽章及饰物等，确保胸前没有异物，以免影响电击，减弱或散失除颤能量。
- 对置入永久起搏器和埋藏式心律转复除颤器的患者进行电除颤时，应将电极板置于距离上述装置约 2.5 厘米处，不可靠得过近，否则可能使起搏器失灵。对于接受除颤后的上述患者，应重新监控心脏辅助装置。
- 在连接电极板之前，应移去治疗性补片，切忌将电极板直接放置于治疗性补片（尤其是当补片含有硝酸甘油、尼古丁、镇痛药、激素替代物和抗高血压药时）上方，否则补片会阻止电极将能量传至心脏，并可能造成局部皮肤灼伤。
- 检查环境，杜绝水或任何金属物体将患者与抢救者或旁观者连接。此外，应确保救治环境周围无汽油或天然气等可燃性液体及气体。
- 除颤电击时，应关掉或移开氧气瓶。

三、气道问题

开放气道永远是心肺复苏不可或缺的一个步骤。对于第一目击者来说，畅通气道最易被忽视。急救现场往往不是未进行胸外按压，而是未打开气道，或者说既没有开放气道的意识，也没有掌握打开气道的技巧，致使呼吸道在胸外按压时肺内的气体不能与外界相通，从而使肺通气和肺换气功能丧失。对于一个合格的第一目击者来说，应该可以非常熟练地将心搏呼吸骤停患者的头颅摆放在一个合适的位置，从而保持患者的呼吸道与外界气体相通。常用的方法有仰头抬颏法和托颌法。

四、胸外按压骨折问题

无论如何小心谨慎，在持续胸外按压过程中，肋骨骨折几乎不可避免，特别是年龄偏大、骨质疏松的患者。但肋骨骨折不应该是胸外按压的绝对禁忌，断骨刺穿心肺的概率极小，大多数骨折多接近胸肋关节处的肋软骨，一旦患者抢救成功，骨折后期可愈合。

第四节 | 高质量心肺复苏

心搏骤停后自主循环的恢复（restoration of spontaneous circulation，ROSC）取决于心肌的供氧和血流灌注情况。冠状动脉灌注压（coronary perfusion pressure，CPP）是心肺复苏时心肌灌注的首要决定因素。心肺复苏同时产生最佳的 CPP 是心肺复苏的首要生理学目标。然而，在实际工作中大部分患者的此项指标难以获得，因此大家更多地关注于其他的与心肺复苏预后明确相关的指标。大量的研究已经证实，高质量的心肺复苏应该包括以下几个方面：快速、有力地按压，尽量减少按压中断，胸廓充分回弹，避免过度通气。

实施高质量的心肺复苏要从以下几个方面着手：①建立科学、完善的培训体系；②强调并应用团队复苏的理念；③重视心肺复苏实施的质量监测与反馈；④及时总结，持续提高心肺复苏的质量。

对于第一目击者而言，要掌握高质量心肺复苏的要点，在实践和探索中不断提高心肺复苏水平，更好地为患者服务。

高质量心肺复苏要点见表 2-1。

表 2-1　高质量心肺复苏要点

复苏要点	成人和青少年	儿童	婴儿
现场安全	确保现场对施救者和患者均是安全的		
识别心搏骤停	检查患者有无反应 无呼吸或仅是喘息（即呼吸不正常） 不能在 10 秒内明确感觉到脉搏（10 秒内可同时检查呼吸和脉搏）		
启动应急反应系统	如果您是独自一人且没有手机，则离开患者，启动应急反应系统，并取得 AED，然后开始 CPR	有人目击的猝倒，参照成人和青少年流程；无人目击的猝倒，给予 2 分钟的 CPR，离开患儿去启动应急反应系统并获取 AED；回到该患儿身边继续 CPR；取得 AED 后尽快使用	
通气与按压比例（无高级气道）	一名或两名施救者 30∶2	一名施救者 30∶2 两名以上施救者 15∶2	
按压速率	100～120 次/分		

续表

复苏要点	成人和青少年	儿童	婴儿
按压深度	5～6厘米	至少为胸廓前后径的1/3，约5厘米	至少为胸廓前后径的1/3，约4厘米
手的位置	双手放在胸骨的下半部	双手或一只手（对于很小的儿童可用）放在胸骨的下半部	一名施救者，将两根手指放在婴儿胸部中央，乳线正下方 两名或以上施救者，将双手拇指环绕放在婴儿胸部中央，乳线正下方
胸廓回弹	每次按压后使胸廓充分回弹；不可在每次按压后倚靠在患者胸上		
尽量减少中断	中断时间限制在10秒以内		

（李旭开 余 追 叶泽兵 田军章）

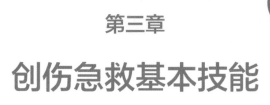

第三章

创伤急救基本技能

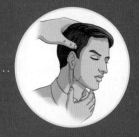
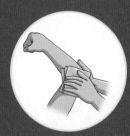
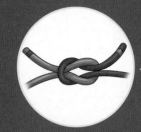

创伤是指机械性损伤因素作用于人体所造成的组织结构完整性的破坏和／或功能障碍。创伤可以导致受伤部位的出血、肿胀、疼痛，骨折脱位时出现畸形和活动功能障碍，严重创伤还可以引起致命性大出血、休克、窒息、心搏呼吸骤停。急救时除了维持呼吸循环的稳定，如何有效控制出血，防止休克的发生，如何有效保护受伤的部位，减轻伤员的痛苦，避免发生二次损伤，最大限度地降低创伤对整个机体的影响，较少死亡率和伤残率，是创伤救护任务的重要组成部分。止血、包扎、固定、搬运是创伤救护最常用、最基本的技术手段，被称为"创伤急救四大基本技能"。

教学目标 >
- 学员将创伤急救四大基本技能应用于现实生活中

教学目的 >
- 掌握创伤急救的四大基本技能操作技术，正确开展救治

教学方法 >
- 以知识讲座、知识手册、现场实操为主
- 以设置模拟病例、知识技能竞赛为辅，鼓励互动教学

学时安排 >
- 8 学时（360 分钟）

教学重点 >
- 各种急救止血法的适应证和操作方法
- 各种包扎方法的适应证和操作方法
- 常见部位骨折的固定方法
- 常见创伤伤员的搬运操作方法

教学难点 >
- 止血、创伤包扎、骨折临时固定、伤员搬运技术要点
- 特殊类型创伤的止血包扎方法

第一节 ｜ 止血

出血是指血液从心血管系统外流到组织间隙、体腔或体表的过程。出血进入组织间隙或体腔，称为内出血。出血流出体表外，称为外出血。外伤出血也可分为内出血和外出血。内出血主要在医院救治，外出血则是现场急救的重点。理论上将出血分为动脉出血、静脉出血、毛细血管出血（表3-1）。

表3-1　出血的类型

出血类型	特点
动脉出血	血色鲜红，有搏动，量多，速度快，呈喷射状涌出
静脉出血	血色暗红，呈持续缓慢
毛细血管出血	血色鲜红，呈慢慢渗出状，多可自止

若在现场能及时鉴别出血类型，对选择止血方法有重要价值，但有时受现场的光线等条件的限制，往往难以区分，不必强求而耽误救治。现场止血术常用的有指压法、直接压迫法、加压包扎法、屈曲加垫止血法、填塞止血法、钳夹止血法、止血带法等，使用时要根据具体情况适当选择，可选用一种，也可以把几种止血法结合在一起应用，以达到最快、最有效、最安全的止血目的。

教学目的 ▶ · 掌握创伤急救的各种常见止血操作技能

教学方法 ▶ · 知识讲座、现场实操互动教学
· 视频教学、模拟病例

学时安排
• 2 学时（90 分钟）

教学重点
• 各种急救止血法的适应证和操作方法

教学难点
• 各种指压法和止血带法技术要领

一、指压法

指压法是一种简单有效的临时性止血方法，它是根据动脉的走向，在出血伤口的近心端，用手指压迫动脉经过骨骼表面的部位，达到临时止血的目的。指压法适用于头部、颈部、四肢的动脉出血，依出血部位的不同，可分为以下方法，具体见表 3-2，各指压法示意图见图 3-1~图 3-11。

表 3-2　各种指压法

名称	适用范围	方法	示意图
颞浅动脉指压法	一侧头顶、额部的外伤大出血	在伤侧耳前，一只手的拇指对准下颌关节压迫颞浅动脉，另一只手固定伤员头部	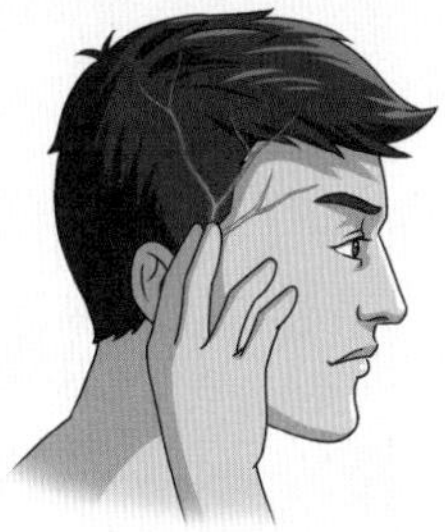 图 3-1　颞浅动脉指压法
面动脉指压法	颜面部外伤大出血	用一只手的拇指和示指或拇指和中指分别压迫双侧下额角前约 1 厘米的凹陷处，阻断面动脉血流（必须同时压迫双侧）	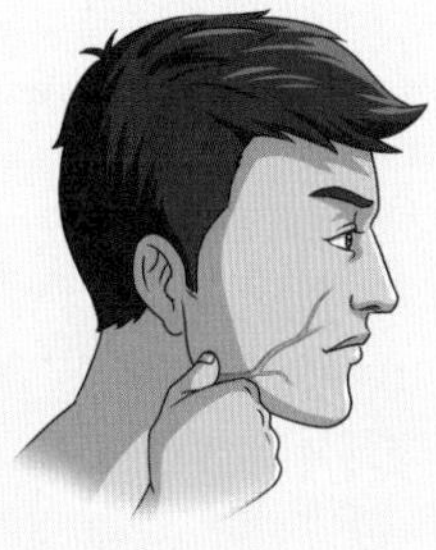 图 3-2　面动脉指压法

续表

名称	适用范围	方法	示意图
耳后动脉指压法	一侧耳后外伤大出血	用一只手的拇指压迫伤侧耳后乳突下凹陷处，阻断耳后动脉血流，另一只手固定伤员头部	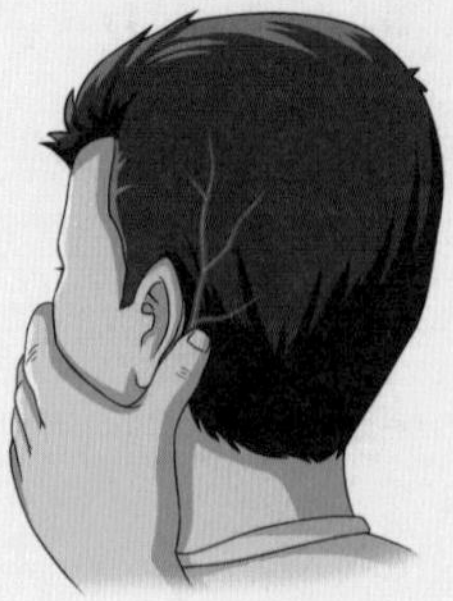 图 3-3　耳后动脉指压法
枕动脉指压法	一侧头后枕部附近外伤大出血	用一只手的拇指压迫耳后与枕骨粗隆之间的凹陷处，阻断枕动脉的血流，另一只手固定伤员头部	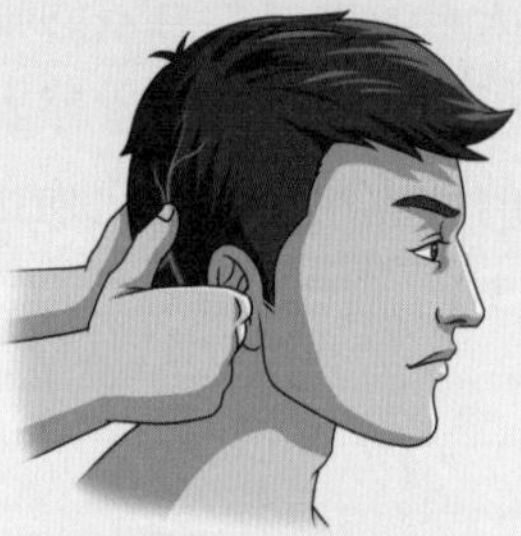 图 3-4　枕动脉按压法
颈总动脉指压法	头、颈部大出血而采用其他止血方法无效时使用	用一只手在气管外侧，胸锁乳突肌前缘，摸到颈动脉搏动后，将伤侧颈动脉向后压于第六颈椎横突上（禁止双侧同时压迫，否则容易致脑组织缺血）	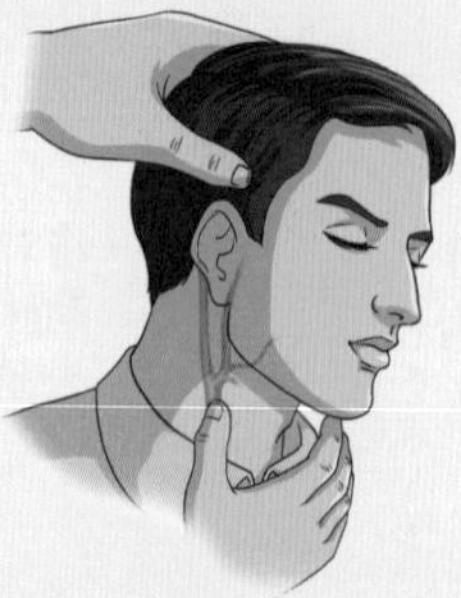 图 3-5　颈总动脉指压法
锁骨下动脉指压法	腋窝、肩部和上臂的出血	用一只手在锁骨上窝、胸锁乳突肌外侧缘摸到锁骨下动脉搏动后，对准第一肋骨向下压迫锁骨下动脉，另一只手固定肩部	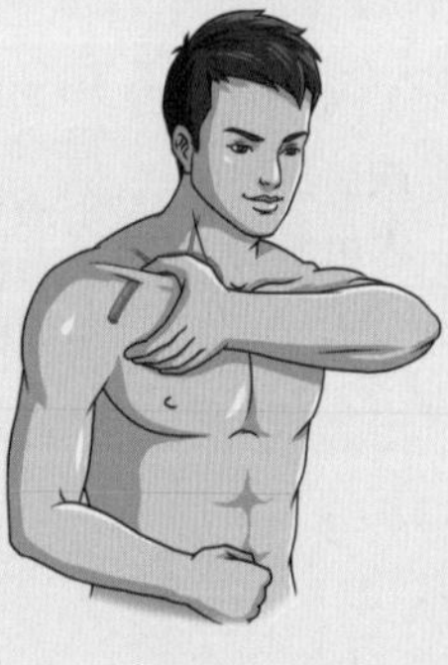 图 3-6　锁骨下动脉指压法

续表

名称	适用范围	方法	示意图
肱动脉指压法	一侧前臂大出血	用一只手的拇指压迫上臂中段内侧，阻断肱动脉血流，另一只手固定伤员手臂；或一只手的四指指压迫上臂中段内侧，阻断肱动脉血流，另一只手固定伤员手臂	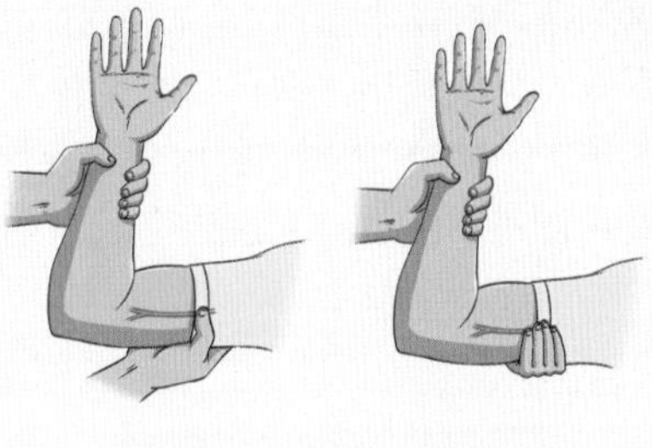 图 3-7　肱动脉指压法
桡、尺动脉指压法	手部大出血	用两手的拇指分别压迫伤侧手腕两侧的桡动脉和尺动脉，阻断血流（桡、尺动脉在手掌有广泛吻合支，必须同时压迫）	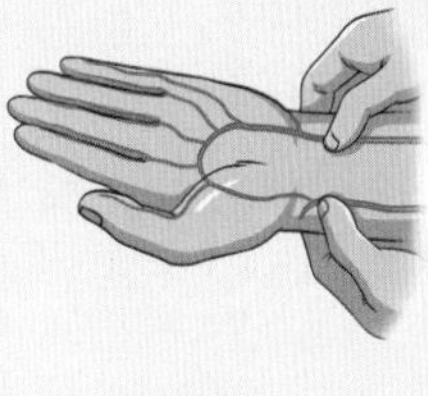 图 3-8　桡动脉和尺动脉按压法
指（趾）动脉指压法	手指（足趾）大出血	用拇指和示指分别压迫手指（足趾）两侧的指（趾）动脉，阻断血流	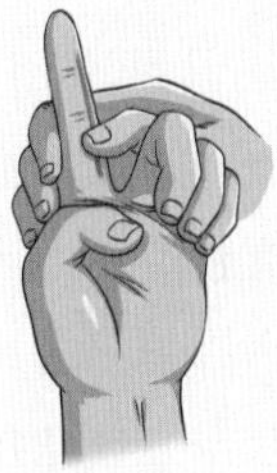 图 3-9　指动脉按压法
股动脉指压法	一侧下肢大出血	用两手的拇指用力压迫伤肢腹股沟中点稍下方的股动脉，阻断股动脉血流。伤员应该处于坐位或卧位	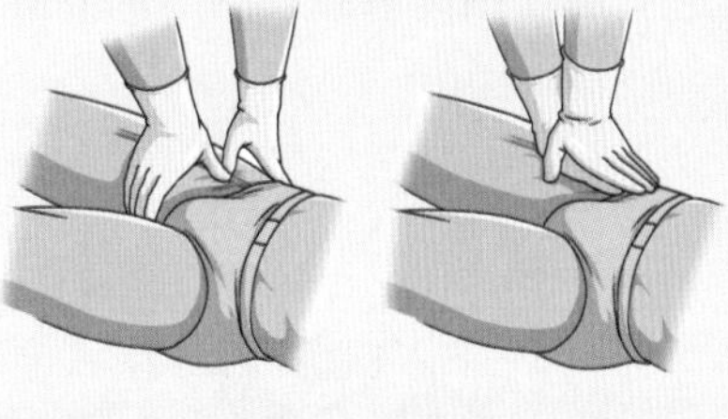 （1）　　　　（2） 图 3-10　股动脉指压法
胫前、后动脉指压法	一侧脚的大出血	用两手的拇指分别压迫伤脚足背中部搏动的胫前动脉及足跟与内踝之间的胫后动脉	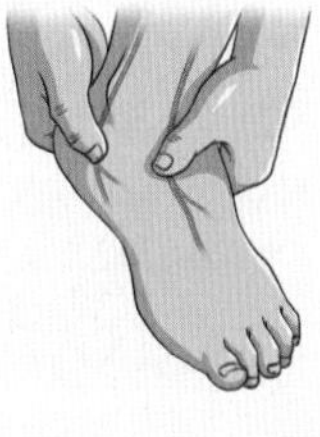 图 3-11　胫前、后动脉指压法

⚠️ 注意
事项

- 准确掌握动脉压迫点。
- 压迫力度要适中，以伤口不出血为准。
- 压迫 10 ~ 15 分钟，指压止血属于应急止血措施，因动脉有侧支循环，故效果有限，应及时改用其他止血方法。
- 保持受伤肢体抬高。

二、直接压迫法

直接压迫法适用于伤口较小、表浅且血流缓慢的伤口，方法是用无菌纱布直接压迫伤口处，压迫时间约10分钟，见图 3-12。

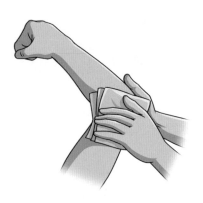

三、加压包扎法

加压包扎法是最常用的止血方法，一般用于小动脉、静脉、毛细血管的出血。方法是先用灭菌纱布或敷料遮盖伤口，在没有灭菌纱布时，可使用消毒卫生巾、餐巾等替代，伤口较深时，宜用敷料填充，然后外加纱布垫压，再以绷带或三角巾加压包扎，注意包扎的压力

图 3-12　直接压迫法示意图

要均匀，以能止血而肢体远端仍有血液循环为度，并且包扎范围应大于伤口。若为四肢出血，包扎后需抬高患肢，以增加静脉回流和减少出血，见图 3-13。

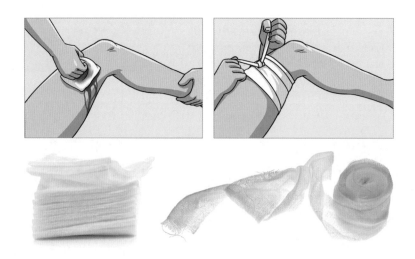

图 3-13　加压包扎法示意图及纱布展示图

四、屈曲加垫止血法

屈曲加垫止血法适用于患者伤口在腋窝、肘窝、腹股沟、腘窝及上述部位远心端时。方法是在上述部位放置棉垫、纱布、毛巾等物品，屈曲关节，而后再用三角巾或绷带做"8"字形固定。需要注意的是当伤口处有骨折或关节脱位时，不能使用，同时因为此方法使伤员痛苦较大，故不作为首选，见图3-14。

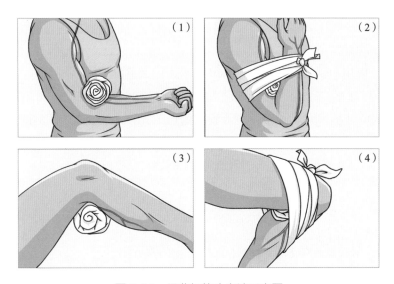

图 3-14　屈曲加垫止血法示意图

五、填塞止血法

填塞止血法适用于颈部、臀部或其他部位存在较大且深，难以加压包扎的伤口，以及实质性脏器的广泛渗血。方法为先将无菌纱布塞入伤口内，如仍止不住出血，可添加纱布，再用绷带包扎固定（图3-15）。一般在术后3～5日开始慢慢取出填塞纱布，过早取出可能发生再出血，过晚则容易引起感染。

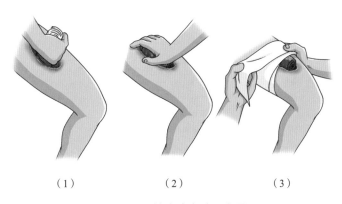

（1）　　　　　（2）　　　　　（3）

图 3-15　填塞止血法示意图

六、钳夹止血法

钳夹止血法（图3-16）适用于加压包扎法或填塞止血法等不能有效止血时，方法为用止血钳夹住出血的大血管断端，然后连止血钳一起包扎在伤口内，注意不可盲目钳夹，以免伤及邻近的神经或正常的血管。

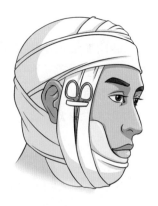

七、止血带法

（一）止血带类型

止血带广泛应用于创伤急救止血、各种手术，以及静脉穿刺、采血、输液，止血带止血适用于四肢大血管破裂或经其他急救止血无效者。止血带种类众多，可大致分为以下几种（表3-3，图3-17）。

图3-16　钳夹止血法示意图

表3-3　止血带类型

类型	优点	缺点
橡胶止血带*	弹性好，止血效果佳，使用方便	使用时不易掌握压力，容易导致皮下瘀血、肿胀、神经麻痹等
充气型止血带	比传统的橡胶止血带增加了带宽，且有压力显示器，止血带压力大小可以调节	携带不方便
卡式止血带	设有快速自动锁紧和解脱装置，并适当增加带宽，既能快速止血，又能减轻对肢体的损伤，一只手即能操作，尤其适用于战时伤员自救互救	牢固性有待提高
自动止血带	利用计算机数控技术，实现快速充气、压力稳定维持、压力实时显示和定时充放、压力报警等功能，主要应用于创伤急救及肢体手术时肢体出血止血	价格昂贵，目前尚未大量使用

* 紧急情况下使用的橡皮管、三角巾、绷带等也可归于此类

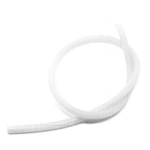

充气型止血带

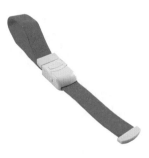

卡式止血带

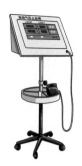

自动止血带

图3-17　止血带类型

（二）止血带使用部位

止血带常常用于创伤现场急救、术中止血、肿瘤切除术等领域，故其使用部位各不相同，而急救止血部位大致为两处。

1. 上臂上 1/3　适用于上臂、前臂、手部的大出血，避免将止血带扎在上臂中、下 1/3 处，因此处有桡神经紧贴骨面走行。

2. 大腿中上 1/3 交界处　适用于下肢大出血。

注意
事项

- 前臂和小腿部位因为存在骨间动脉，止血带止血效果不佳，一般不使用。
- 上止血带位置应尽量靠肢体远端，距伤口 5 厘米为宜，避免过多肢体组织缺血。
- 避开关节部位使用止血带。
- 保持伤处肢体抬高。

（三）止血带使用压力

合理的压力是避免并发症发生的有效手段。既往认为，成人上肢止血带的压力应维持在 250 ~ 300mmHg，下肢应在 400 ~ 500mmHg，儿童和瘦弱患者压力可适量减少，以刚达到远端动脉搏动消失、阻断动脉出血为度。目前的研究表明，上肢止血带压力只需超过动脉收缩压 70mmHg，下肢只需超过 100mmHg 即可止血。

（四）止血带使用时间

止血带使用时间越短越好，一般不应超过 1 小时，最长不宜超过 3 小时，每隔 60 分钟放松一次，每次 1 ~ 2 分钟，放松期间在伤口的近心端局部加压止血。

（五）止血带止血方法

使用止血带时必须在伤口的近心端局部给予衬垫物，另外，在上止血带前应抬高患肢 2 ~ 3 分钟，以增加静脉血向心回流。充气型止血带、卡式止血带可调控压力、操作简便，故使用方法不再赘述，在此简要介绍几种方法，具体见表 3-4，示意图见图 3-18 ~ 图 3-20。

表 3-4 止血带使用方法

名称	方法	示意图
橡胶止血带止血法	在指压止血的同时，抬高患肢2～3分钟，在止血带部位放上衬垫物，再以左手拇指、示指、中指持止血带头端，另一手拉紧止血带绕肢体缠2～3圈，并将橡胶管末端压在紧缠的橡胶管下固定	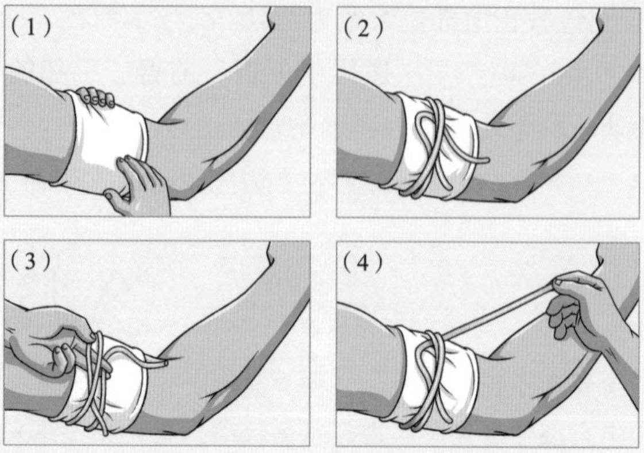 图 3-18 橡胶止血带止血法
绞紧止血法	在无止血带的情况下，可使用橡胶管、三角巾、毛巾、布袋等代替橡胶带，指压止血同时抬高患肢2～3分钟，同样先在止血部位放上衬垫物，然后将带子等在衬垫物上绕肢体一圈打结，在结下穿一短棒，旋转短棒使带子逐渐收紧至出血停止为止，然后将短棒固定在肢体上	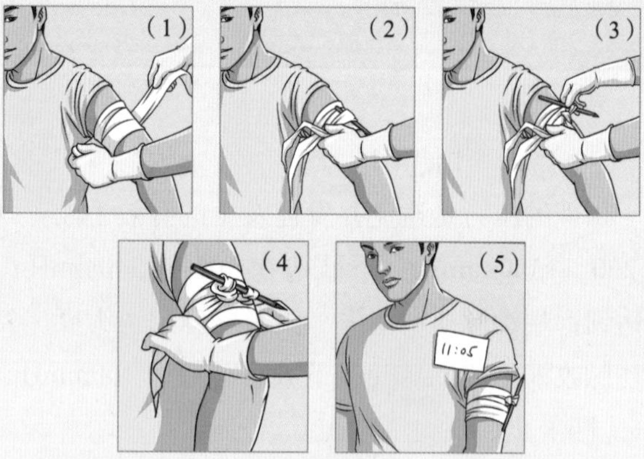 图 3-19 绞紧止血法
卡式止血带止血法	在指压止血的同时抬高患肢2～3分钟，在止血带部位放上衬垫物，止血带缠绕肢体并扣好，拉紧扣环至出血停止为止	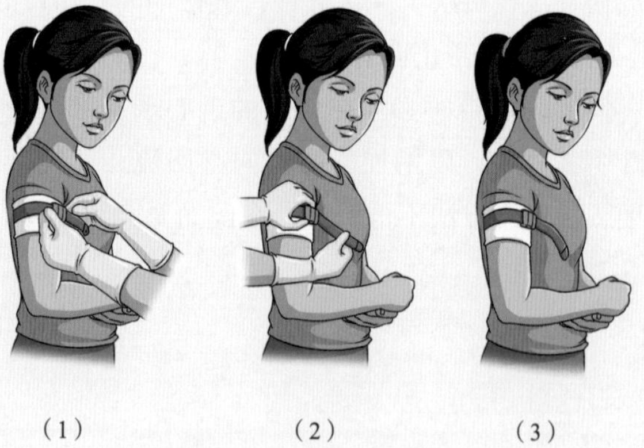 图 3-20 卡式止血带止血法

⚠️ 注意
事项

- 禁止使用细绳索、电线等充当临时止血带。
- 行止血带止血后，务必在伤员身上标注止血带的部位、起始时间、放松时间及操作者姓名，时间准确到分钟，并严格交接。大型灾难现场伤员众多，救治过程无法由同一救护人员始终陪同，有时因止血带被衣物等遮盖，不易被后续接诊者发现，导致严重后果，甚至危及生命，因此建议将止血带起始时间写在伤员额头以便后方救护人员发现。
- 部位准备：应扎在伤口的近心端，尽量靠近伤口。
- 止血带不能直接扎在皮肤上，应先用衬垫。
- 止血带使用时间应越短越好，一般不应超过 1 小时，最长不宜超过 3 小时，每隔 60 分钟放松一次，每次 1 ~ 2 分钟，放松期间注意使用其他方法止血。
- 松开止血带前必须有效扩容和准备好有效止血措施，缓慢松开，切忌突然完全松开，应密切观察出血情况、生命体征及其他反应，双侧肢体同时扎止血带时，不能同时松解，必须交替进行。
- 若因止血带使用时间过长，远端肢体已发生坏死者，应在原止血带的近端加上新止血带，然后再行截肢术。
- 充气型止血带要定期校准压力和检查袖带和橡皮管有无漏气，以保证其压力准确、恒定。
- 应充分了解自身能力，做到安全救护，注意个人防护设备的使用（如手套、口罩等）。
- 现场应先排除危险，再对伤病员进行伤情评估。
- 《中华人民共和国民法典》第一百八十四条规定紧急救助人不承担民事责任，即因自愿实施紧急救助行为造成受助人损害的，救助人不承担民事责任。这支持和保障了具备救护能力的实施者施以援手，以免产生不必要的纠纷。

练习：伤员手部开放性出血的止血处理

目的：对伤员伤口进行紧急止血处理。

物品准备：棉垫 3 块、方纱 5 块、绷带 3 卷、橡皮止血带 1 条、笔 1 支、弧形针 1 枚，托盘 1 个。

伤员病例设置：左手毁损伤，手指多指离断缺失，手掌有一个 4 厘米 ×3 厘米大小伤口，伤口内搏动性出血。

练习说明：

1. 学员分成两组，一组作为伤员，一组为救助者，并进行角色交换。
2. 救助者对伤员进行急救，分别采用两种以上的止血方法对患者进行紧急止血处理。强调注重对止血效果的检查及止血后注意事项的观察。
3. 学员之间进行相互点评，相互学习，相互提高。
4. 伤者和救助者交换角色，进行练习。

第二节 | 包扎

灾害事故创伤伤口都是污染伤口，为了防止伤员伤口的再污染，要及时进行包扎。作为一项创伤急救基本技能，包扎具有止血、保护伤口、防止污染、固定敷料及夹板、扶托伤肢等作用，是创伤早期救治不可或缺的方法。

教学目的
- 掌握创伤急救的各种常见包扎操作技能

教学方法
- 知识讲座、现场实操互动教学
- 视频教学、模拟病例

学时安排
- 2学时（90分钟）

教学重点
- 各种常见绷带包扎的操作方法
- 各种各部位三角巾包扎的操作方法
- 包扎的注意事项

教学难点
- 各种包扎方法技术要领
- 特殊创伤类型的包扎

一、常用的包扎材料

（一）三角巾

三角巾制作简单，使用方便，掌握容易，包扎面积大。标准三角巾由一平方米布料对折为三角形，沿对角线剪开即成为2块三角巾。制式三角巾：侧边长80厘米，底边长130厘米，高为65厘米，在顶角、两底边角可各连接有一长45厘米的带。三角巾可为棉布、麻布，需柔软、坚固、无缝边。三角巾可折成条带、燕尾巾、连双燕尾巾，也可当作宽窄绷带使用，以及作为环形布垫使用。使用三角巾，两底角打结时应为方结（又称U形结），比较牢固，解除时可将其一侧边和其底角拉直，即可迅速地解开（图3-21、图3-22）。

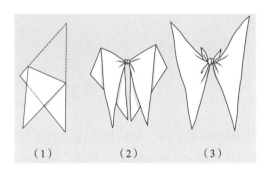

（1） （2） （3）

图3-21 三角巾的折叠示意图

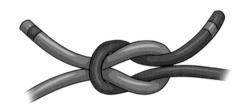

图3-22 方结（U形结）示意图

（二）绷带

有纱布绷带、弹力绷带、自黏绷带及棉布绷带等分类（图3-23），宽度有2.5厘米、5厘米、7.5厘米、10厘米、12.5厘米、15厘米等规格，使用时视伤口大小及伤处部位选择适当宽度的绷带。绷带适用于头颈及四肢的包扎，可随部位的不同变换其包扎方法。使用适当的拉力，将保护伤口的敷料固定及达到加压止血的目的。

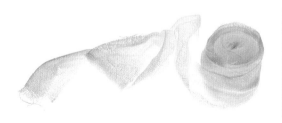

纱布绷带

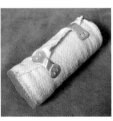

弹力绷带

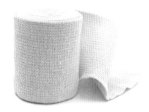

自黏绷带

图3-23 常见的绷带类型举例

（三）急救包

急救包有几种，如四头带急救包、三角巾急救包、卷轴带式急救包和黏膏式急救包等，以四头带急救包、三角巾急救包最为常用（图3-24），按伤口部位的实际需要选择使用。

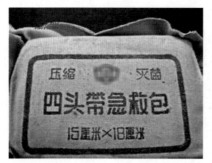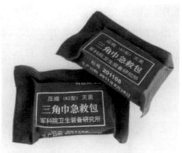

图 3-24　常见的急救包

二、三角巾包扎方法

（一）头面部三角巾包扎法

常见的头面部三角巾包扎法如下：

1. 头部帽式包扎法　将三角巾底边的正中点放在眉间上部，顶角经头顶向后垂到枕后，然后将底边经耳向后扎紧压住顶角，在枕后交叉再经耳上到额部拉紧打结，最后将顶角向上反折嵌入底边或用安全针固定（图3-25）。

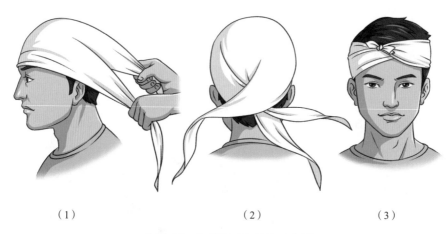

（1）　　　　　　　　（2）　　　　　　　　（3）

图 3-25　头部帽式包扎法示意图

2. 头部风帽式包扎法　将三角巾顶角打结放在额前，在底边中点也打结放在枕部，然后将底边两端拉紧向外反折后，再绕向前面将下颌部包住，最后绕到颈后在枕部打结（图3-26）。

3. 单侧面部包扎法　将三角巾对折双层或剪开用单层，将底边斜盖于伤侧面部，用一底角与顶角在健侧颞部打结，然后拉紧另一底角，包绕下颌，于健侧耳前上方打结（图3-27）。

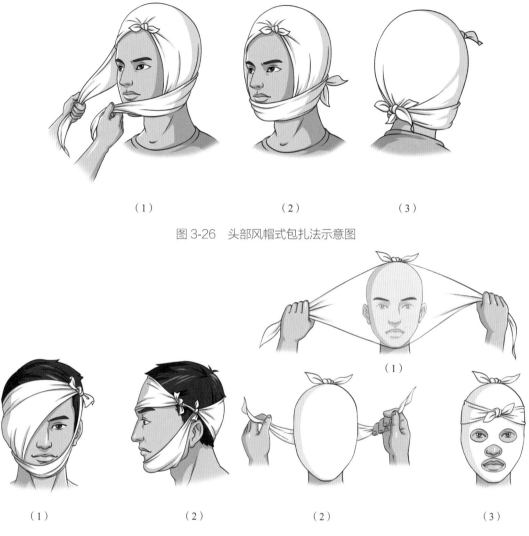

（1）　　　　　　　　（2）　　　　　　　　（3）

图 3-26　头部风帽式包扎法示意图

（1）

（1）　　　　　　　　（2）　　　　　　　　（2）　　　　　　　　（3）

图 3-27　单侧面部包扎法示意图　　　　图 3-28　三角巾面部面具式包扎示意图

4. 三角巾面部面具式包扎　将三角巾底边拉向枕部，并上提两底角，拉紧并交叉压住底边，再前绕到前额打结，包扎后在相当于眼、鼻、口处，各开一小孔，以便护理观察。常用于面部烧伤，或有较广泛的软组织伤（图 3-28）。

5. 单眼（或双眼）包扎法　将三角巾折叠成约四横指宽的带形，2/3 向下斜放于伤侧眼部，从耳下绕枕后经健侧耳上至前额，压住上端绕头一周打结。如包扎双眼，可将上端反折向下，压住另一伤眼，再经耳下至对侧耳上打结，呈"8"字形（图 3-29）。

6. 头顶下颌包扎法（又称十字包扎法）　将三角巾折叠成约四横指宽带，取 1/3 处托住下颌，长端经耳前绕过头顶至对侧耳前上方，与另一端交叉，然后分别绕至前额及枕后，于对侧打结固定。

下颌骨严重创伤，并致下颌骨骨折及软组织缺损，急救包扎时常不能达到加压的目的，同时要特别注意呼吸道的通畅（图3-30）。

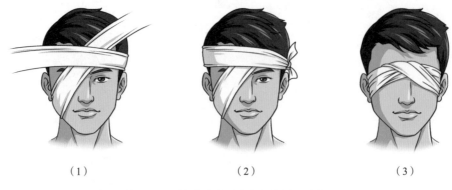

（1）　　　　　　　　　（2）　　　　　　　　　（3）

图3-29　单眼（或双眼）包扎法示意图

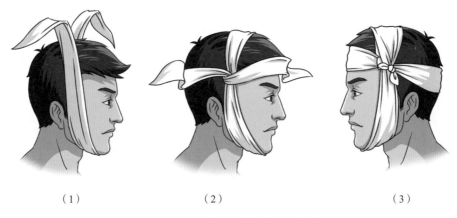

（1）　　　　　　　　　（2）　　　　　　　　　（3）

图3-30　头顶下颌包扎法示意图

（二）胸（背）部三角巾包扎法

1. 胸（背）部一般包扎法　三角巾底边横放在胸部，顶角从伤侧越过肩上折向背部；三角巾的中部盖在胸部的伤处，两底角拉向背部打结，顶角结带也和这两底角打结在一起。背部包扎则相反（图3-31）。

2. 胸（背）部燕尾式包扎法　先将三角巾折成燕尾式，置于胸前，两燕尾底角分别结上系带于背后打结，然后两燕尾角分别放于两肩上，并拉向背后，与前结余头打结固定（图3-32）。

3. 侧胸燕尾式包扎法　将三角巾折成燕尾式放于伤侧，两底角结一绷带在健侧季肋部打结，然后拉紧两燕尾角，于健侧肩部打结（图3-33）。

4. 腋窝包扎法　将三角巾折成宽带，宽带中部对准腋下包扎部位，两端向上于肩上交叉，分别经前胸、后背到达对侧腋下打结固定（图3-34）。

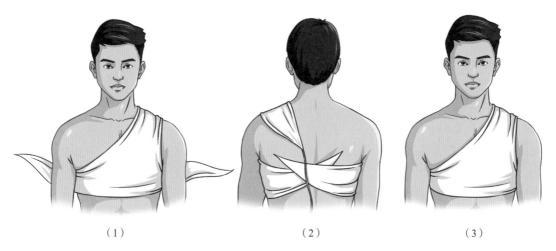

（1）　　　　　　　　　　　（2）　　　　　　　　　　　（3）

图 3-31　胸（背）部一般包扎法示意图

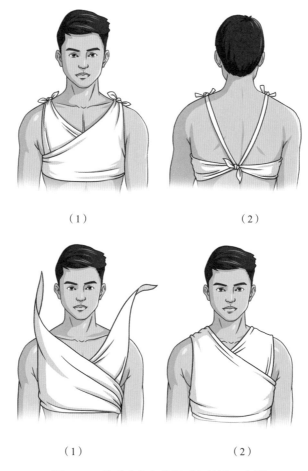

（1）　　　　　　　　　　　（2）

（1）　　　　　　　　　　　（2）

图 3-32　胸（背）部燕尾式包扎法示意图

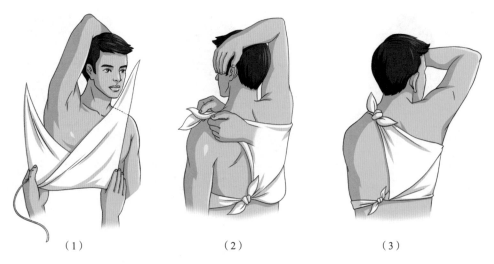

（1）　　　　　　　　　（2）　　　　　　　　　（3）

图 3-33　侧胸燕尾式包扎法示意图

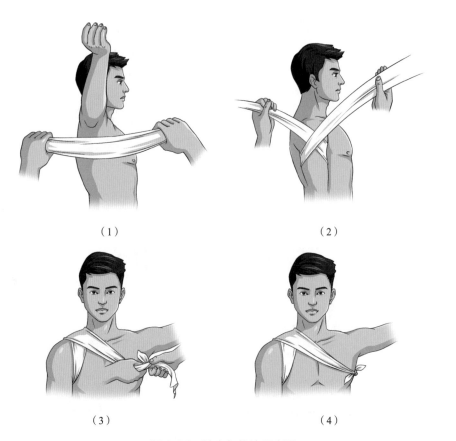

（1）　　　　　　　　　　　　　　　　　（2）

（3）　　　　　　　　　　　　　　　　　（4）

图 3-34　腋窝包扎法示意图

（三）肩部包扎法

1. 单肩燕尾式包扎法　将三角巾折成燕尾式（夹角呈80°左右），燕尾夹角放于肩上正中，燕尾底边两角包绕上臂上部（约上1/3）打结。然后两燕尾角分别经胸、背拉到对侧腋下打结（图3-35）。

2. 双肩燕尾式包扎法　将三角巾折成燕尾式（夹角呈130°左右），放于胸前（或肩背部），两燕尾底角分别接上绷带于背后（胸前）打结，将两燕尾角分别放于两肩拉向背后，并与前结余头打结（图3-36）。

（四）三角巾腹部包扎法

1. 腹部兜式包扎法　将三角巾顶角朝下，底边横放于上腹部，两底角拉紧于腰部一侧打结，顶角经会阴拉至后面，同两底角结的余头打结。通过改变顶角放置位置，此法也可以包扎腹股沟（图3-37）。

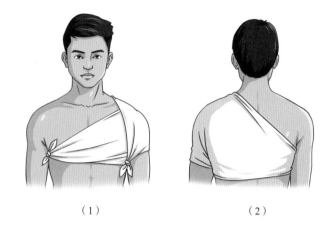

（1）　　　　　　　　　　（2）

图 3-35　单肩燕尾式包扎法示意图

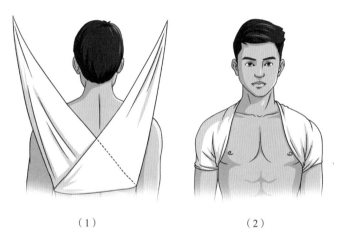

（1）　　　　　　　　　　（2）

图 3-36　双肩燕尾式包扎法示意图

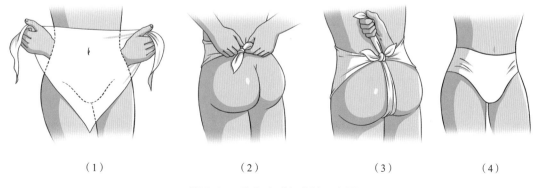

（1）　　　　　（2）　　　　　（3）　　　　　（4）

图 3-37　腹部兜式包扎法示意图

2. 腹部燕尾式包扎法　燕尾底边横放于上腹部，夹角偏外侧，拉紧底边两端绕腹于腰背打结；然后燕尾前角包绕大腿，并拉紧与后角打结（图 3-38）。

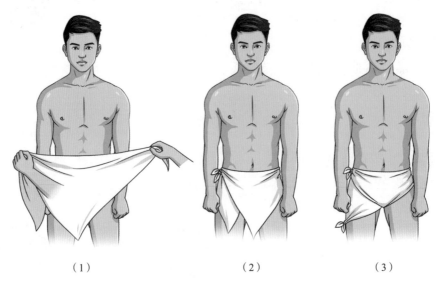

（1）　　　　　　　　　（2）　　　　　　　　　（3）

图 3-38　腹部燕尾式包扎法示意图

（五）臀部包扎法

1. 单侧臀部包扎法　将三角巾斜放于伤侧臀部，顶角接近臀裂处，用顶角的带子在大腿根部缠绕打结。将向下的一角反折向上，经臀至对侧髂嵴上，与另一底角打结（图 3-39）。

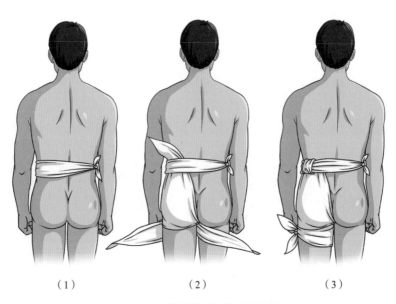

（1）　　　　　　　　　（2）　　　　　　　　　（3）

图 3-39　单侧臀部包扎法示意图

2. 双臀蝴蝶式包扎法 把两条三角巾的顶角连接处置于腰部正中,然后将两三角巾的各一底角围腰打结。再取另两底角分别绕过大腿内侧,与相对的边打结(图3-40)。

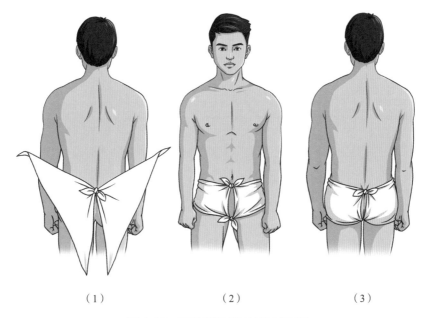

(1) (2) (3)

图 3-40 双臀蝴蝶式包扎法示意图

(六)三角巾四肢包扎法

1. 手(足)包扎法 将三角巾底边向上横置于腕部或踝部,手掌或足跟放于三角巾的中央,再将顶角折回盖在手或足上,然后将两底角交叉压住顶角,再于腕部或踝部缠绕一周打结,打结时应将顶角再折回打在结内(图3-41)。

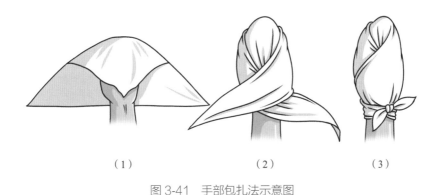

(1) (2) (3)

图 3-41 手部包扎法示意图

2. 手(足)"8"字包扎法 将三角巾折成带状,横放于手背或足背(手掌、足跟)处,在手背或足背(手掌、足跟)行"8"字交叉,绕腕(踝)打结(图3-42)。

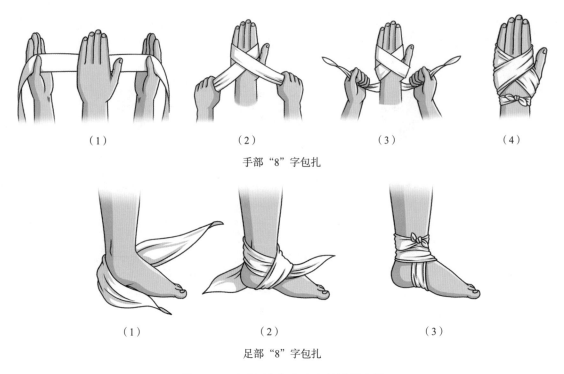

（1）　　　　　　（2）　　　　　　（3）　　　　　　（4）

手部"8"字包扎

（1）　　　　　　　（2）　　　　　　　　（3）

足部"8"字包扎

图 3-42　手（足）"8"字包扎法示意图

3. 膝部包扎法　三角巾折成适当宽度的带形，将带的中段斜放于膝（肘）伤部，取带两端分别压住上下两边，包绕肢体两周打结。此法也适用于四肢伤的各部位包扎（图 3-43）。

4. 残肢风帽式包扎法　分别将三角巾底边中央与顶角打结，使成风帽状，然后将残肢段套入风帽内，再拉紧两底角，于近心端互相反折打结固定（图 3-44）。

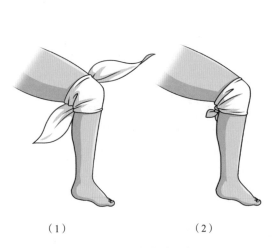

（1）　　　　　　（2）

图 3-43　膝部包扎法示意图

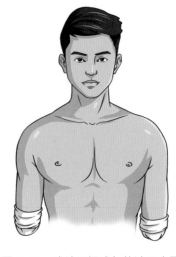

图 3-44　残肢风帽式包扎法示意图

5. 上肢包扎法（小手挂）　将三角巾一底边角打结，将指尖套入，另一底角拉直置于对侧肩部，三角巾顶角部分对上肢进行覆盖包绕，利用顶角系带打结固定于上臂，最后将肘关节屈曲，两底边角于对侧肩部打结。此法适用于上肢大面积皮肤软组织撕脱缺损或烧伤的包扎（图 3-45）。

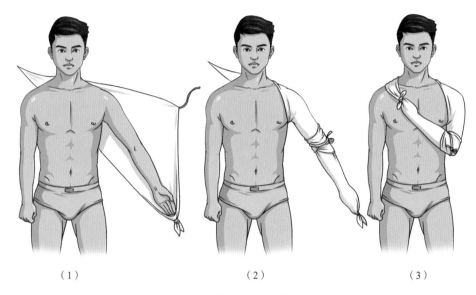

（1）　　　　　　　　　　　（2）　　　　　　　　　　　（3）

图 3-45　上肢包扎法（小手挂）示意图

6. 下肢包扎法　将足置于三角巾中部，足尖指向一底角，将另一底角提起，顶角包绕小腿并在上端打结，三角巾的另一端继续包绕踝、足部，底角包绕足远端并向近端反折，最后将此底角或底角带在踝部稍上方打结固定（图 3-46）。

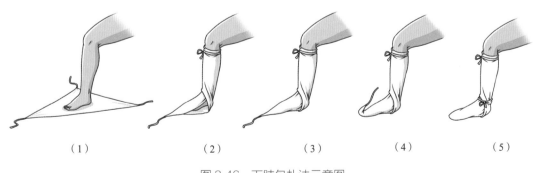

（1）　　　　　（2）　　　　　（3）　　　　　（4）　　　　　（5）

图 3-46　下肢包扎法示意图

三、绷带包扎法

（一）绷带基本包扎法

1. 滚动条绷带展开之一端为带端 a ，另一端为滚动条 b ，包扎时右手紧握滚动条，左手提带端，绷带外面贴附患者包扎部位（图 3-47）。

2. 包扎时先固定绷带，使带端斜置包扎部位之下方，把绷带环扎，将斜出之一角露出，再把斜出部分下折，环扎 2 ~ 3 圈（图 3-48）。

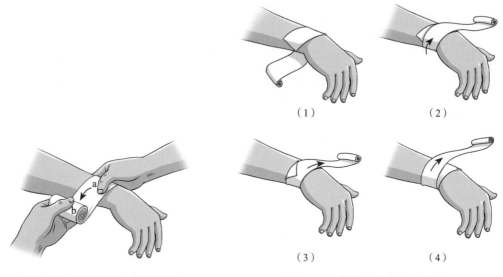

图 3-47 绷带展开方法示意图 　　　　　　 图 3-48 绷带环扎方法示意图

3. 包扎完毕可用下列方法固定　①用胶布或安全别针固定；②以绷带留适当长度剪开（图 3-49）；③打平结（U 型结）。

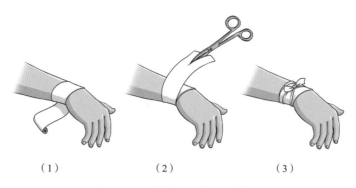

图 3-49 绷带固定方法示意图

注意事项

- 不可在受伤面或炎症部位打结。
- 不可在关节面或骨突处打结。
- 不可在受压部位或肢体内侧打结。
- 不可在常摩擦处打结。

（二）几种绷带包扎方法

1. 环状包扎法　用于定带（固定）或结带（结束），以及包扎粗细相同部位（图3-50）。

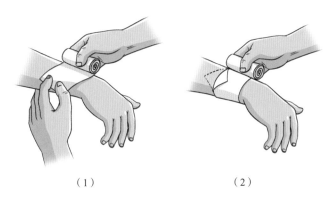

（1）　　　　　　　　　　　（2）

图3-50　环状包扎法示意图

2. 螺旋包扎法　用于粗细大致相同肢体部位包扎（图3-51）。

3. 蛇形包扎法（疏松螺旋包扎法）　适用于绷带长度不够时或固定夹板时（图3-52）。

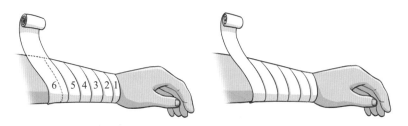

图3-51　螺旋包扎法示意图　　　　图3-52　蛇形包扎法示意图

4. 螺旋回返法　用于粗细不同或细长肢体部位（图3-53）。

5. "8"字形包扎法　多用于关节部位包扎固定敷料（图3-54）。

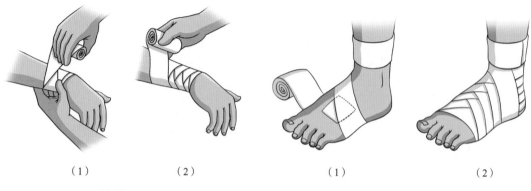

（1）　　　　　（2）　　　　　　　　　　（1）　　　　　（2）

上肢螺旋回返法　　　　　　　　　　　下肢螺旋回返法

图 3-53　螺旋回返法示意图

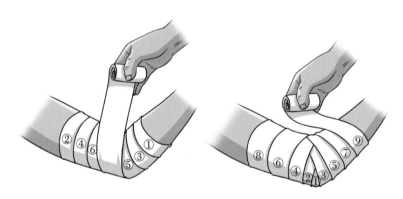

向心式 "8" 字形包扎法　　　　　　　离心式 "8" 字形包扎法

图 3-54　"8" 字形包扎法示意图

6. 人字形包扎法　多用于包扎手掌、足掌部位包扎（图 3-55）。

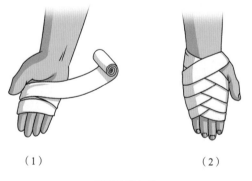

（1）　　　　　　　　　（2）

手部人字包扎

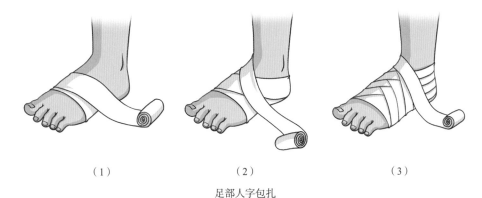

（1）　　　　　　　（2）　　　　　　　（3）

足部人字包扎

图 3-55　人字形包扎法示意图

7. 回返包扎法　多用于手指（足趾）端和肢体残端包扎。为一系列左右或前后返回包扎，将被包扎部位全部遮盖后再作环形包扎 2 圈（图 3-56）。

8. 头部帽状绷带包扎　绷带一头留取较长，由助手或伤员自己拉住，先由额部缠至枕部并转折，绕头部缠一两圈固定住，再绕过留出的绷带头转折向枕部，由枕部折返再越过头顶回到起头的地方，这样反复来回直到将毛发部完全盖住为止。枕部的几个转折，绕回压住，最后将绷带尾头和开始的头打结（图 3-57）。

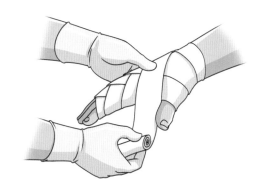

图 3-56　回返包扎法示意图

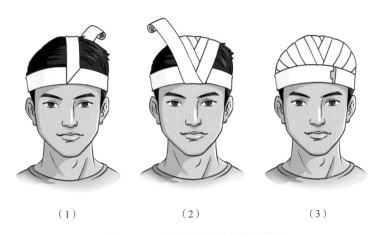

（1）　　　　　　　（2）　　　　　　　（3）

图 3-57　头部帽状绷带包扎示意图

9. 头部风帽式绷带包扎　先将 1 条长约 0.5m 的绷带（叫轴带）放在头上，两端经两耳前方下垂由助手拉住固定。另一绷带绕头两圈。当绷带缠到右侧轴带时，绷带绕过轴带经前额上部到左侧轴带，绕过左侧轴带再转向后头部，然后再转向右头部到右侧轴带，再绕过轴带与第二道绷带并行并压盖呈叠瓦状。反复缠扎直到把头发的全部盖住为止。最后将绕头绷带绕几圈后固定之。轴带的两个头在下颌下面打结。此法固定性好，伤员后送途中或烦躁不安的伤员均宜选用（图 3-58）。

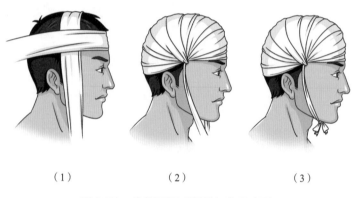

（1）　　　　　（2）　　　　　（3）

图 3-58　头部风帽式绷带包扎示意图

10. 头部双绷带包扎　先将两个绷带连接在一起，将打结处放在头后部，分别经耳上向前于额部中央交叉。将第一个绷带经头顶到枕部，第二个绷带则绕头部，并在枕部将第一个绷带覆盖。第一个绷带再由枕部经头顶到额部，第二个绷带则又从枕部绕到额部，将第一个绷带覆盖，如此反复缠绕（图 3-59）。

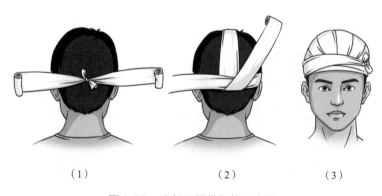

（1）　　　　　（2）　　　　　（3）

图 3-59　头部双绷带包扎示意图

**注意
事项**

- 患肢须在功能位置包扎，包扎前去除饰物。
- 一般应自内而外、自远而近向躯干包扎，起始时须作两圈环形包扎，以固定绷带。
- 包扎压力要均等，太轻易脱落，太紧则发生循环障碍。
- 紧急情况下，可用毛巾、手帕、床单（撕成窄条）、长筒尼龙袜子等代替绷带包扎。
- 戴上医用手套，注意个人防护。
- 注意观察肢体血运，手指、足趾末端除非有损伤，否则应予以暴露。

四、特殊创伤包扎方法

1. 脑膨出的包扎 用无菌纱布覆盖膨出的脑组织，然后用纱布敷料或皮带折成圆圈，围在脑组织周围（也可用干净的搪瓷碗扣住），以三角巾或绷带轻轻包扎固定（图 3-60）。

2. 开放性气胸的包扎 用三角巾急救包外皮的内面（无菌面），迅速紧贴于伤口，然后用多层纱布棉花垫加压包扎或再用胶布固定，使其严密不透气（图 3-61）。

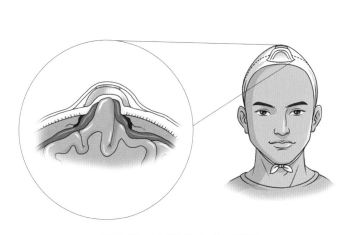

图 3-60 脑膨出的包扎示意图

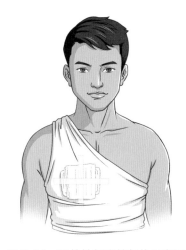

图 3-61 开放性气胸的包扎示意图

3. 腹部内脏脱出的包扎 先用敷料覆盖保护脱出的内脏，再用干净的碗扣住，后进行包扎，避免直接压迫脱出的内脏，禁止将脱出的内脏送回腹腔。如大块腹壁缺损，内脏大量脱出，尽快用大块无菌敷料包扎（图 3-62）。

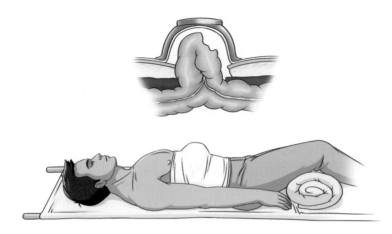

图 3-62　腹部内脏脱出的包扎示意图

练习：伤员的止血包扎处理

目的：对伤员伤口及出血进行止血包扎处理。

物品准备：开口敷料 2 块、方纱 2 块、动脉止血带 1 条、绷带 1 卷、三角巾 3 条、纸片 1 张、笔 1 支、弧形针 1 枚、托盘 1 个。

伤员病例设置：左前臂中段掌面有一 10 厘米 ×8 厘米大小软组织缺损创面，广泛渗血，中央有喷射性出血。头顶偏左有一长 4.0 厘米头皮裂伤伤口，伤口中有金属异物刺入颅内，外露 2 厘米。

练习说明：

1. 学员分成两组，一组作为伤员，一组为救助者，并进行角色交换。
2. 救助者利用准备的物品对伤员进行急救，分别对前臂和头顶伤口进行止血包扎处理。
3. 学员之间进行相互点评，相互学习，相互提高。

第三节 | 固定

固定是创伤救治的一项主要针对骨折的基本技能。固定的目的是限制伤员受伤部位的活动，防止因骨折端的移动而继发血管、神经等组织损伤等严重并发症，同时减轻在搬运和运送过程中伤员的痛苦，以便于伤员转运。

教学目的
- 掌握创伤急救的各种常见固定操作技能

教学方法
- 知识讲座、现场实操互动教学
- 视频教学、模拟病例

学时安排
- 2 学时（90 分钟）

教学重点
- 各种常见部位骨折固定的操作方法
- 固定的注意事项

教学难点
- 各种常见部位骨折固定的技术要领

一、固定材料

1. 敷料　包括纱布、棉垫、绷带、三角巾、衣物、布料等。

2. 夹板　包括木质夹板、钢丝夹板、塑料制品夹板、充气式夹板、负压式夹板等。

（1）木制夹板：有各种长短规格，以适合不同部位的需要，外包软性敷料，是以往最常用的固定器材。

（2）钢丝夹板：一般有 7 厘米 ×100 厘米、10 厘米 ×100 厘米、15 厘米 ×100 厘米等规格。携带方便，可按需要任意弯曲，以适应各部位，使用时应在钢丝夹板上放置软性衬垫。

（3）塑料夹板：使用时可在 60℃以上热水中软化，塑形后托住骨折部位包扎，冷却后塑料夹板变硬，达到固定作用。

（4）充气夹板：为筒状双层塑料膜，使用时把筒状膜套在骨折肢体外，使肢体处于需要固定的位置，然后向进气阀吹气，充气后塑料膜立刻变硬，达到固定作用。

（5）负压气垫：为片状双层塑料膜，膜内装有特殊高分子材料，使用时用片状膜包裹骨折肢体，使肢体处于需要固定位置，然后向气阀抽气，气垫立刻变硬，达到固定作用。

3. 器具　包括颈托、颈围、下肢骨折的托马固定架、布朗氏架等。

4. 其他　在紧急时可就地取材，竹棒、木棍、树枝、登山杖等可用作固定。

常见的固定材料见图 3-63。

二、固定方法

充气夹板、负压气垫、颈部固定器等新型器材的使用具有简便快速的特点，但因其成本较高，往往在专业灾害救援队伍中配备，目前在社区基层配置率尚较低。为适应社区基

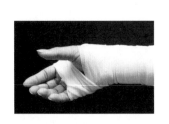

绷带

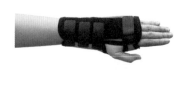

腕关节固定带

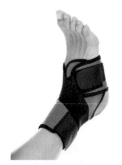

踝关节护具

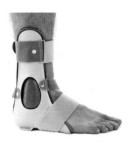

踝关节固定支具

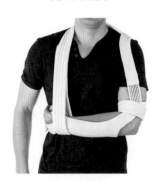

前臂固定带

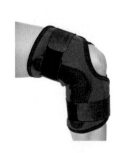

膝关节固定带

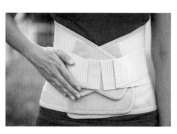
腰椎固定带

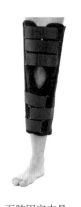
下肢固定支具

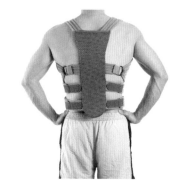
脊柱矫正器

图 3-63 常见的固定材料

层急救所需，这里主要介绍木制夹板和三角巾固定法和一些简单的固定方法。

（一）自体固定法

此法主要用于在无任何可用骨折固定材料时四肢骨折的固定。上肢骨折可通过前臂悬吊将伤肢固定在胸部（图 3-64）；下肢骨折时将伤肢牵引拉直，使用绷带或三角巾将健肢和伤肢捆绑在一起（图 3-65）。注意在两下肢之间骨突出处放上棉垫或衣物等，以免局部压伤。

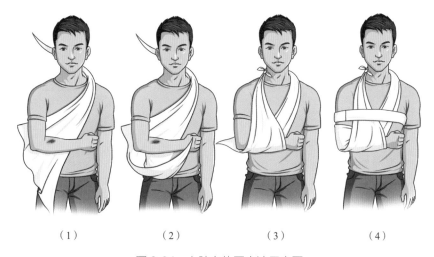

（1）　　　　　（2）　　　　　（3）　　　　　（4）

图 3-64 上肢自体固定法示意图

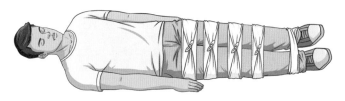

图 3-65 下肢自体固定法示意图

（二）脊柱、骨盆固定

1. 颈椎固定

（1）"五形拳"徒手固定手法

1）头锁：适用于伤者仰卧位时，术者双膝跪在伤者头顶位置，并与伤者身体成一直线，先固定自己双手手肘（放在大腿上或地上），双掌放在伤者头两侧，拇指轻按额，示指和中指固定其面颊，无名指及小指放在耳下，不可盖住耳朵。助手示指指在胸骨正中，以便术者调整颈部位置。

2）胸背锁：适用于坐位患者，术者位于伤者身体一侧，一手肘部及前臂放在伤者胸骨之上，拇指及示指分别固定于面颊上，另一手臂放在背部脊柱上，手指锁紧枕骨上，双手调整好位置后同时用力。手掌不可遮盖伤者口鼻。

3）胸锁：适用于伤者仰卧位，术者跪于伤者头肩位置，一手肘及前臂紧贴伤者胸骨之上，手掌固定伤者面颊。另一手肘置于地面或是术者跪膝之上，稳定后，手掌固定伤者前额。不可遮盖伤者口鼻。

4）斜方肌挤压法（长锁、双肩锁）：适用于伤者仰卧位，术者位于伤者头顶部，与伤者身体成一直线，先固定双手肘（放在大腿或地上）。双手在伤者颈部两侧，拇指和四指分开伸展至斜方肌，掌心向上，手指指向脚部，锁紧斜方肌，双手前臂紧贴伤者头部使其固定。

5）改良斜方肌挤压法（长短锁）：伤者仰卧位，术者双膝跪于伤者头顶部，与伤者身体成一直线，先稳定自己双手手肘（放在大腿或地上），一手如斜方肌挤压法般锁紧其斜方肌，另一手则像头锁般固定伤者头部，手掌及前臂须用力将头部固定。

（2）颈托固定：在采用徒手手法固定颈椎的同时，可使用颈托将受伤颈部尽量制动，保护受伤的颈椎免受进一步损害；也可用塑料夹板，先将夹板弯曲塑型，再用来固定颈椎（图3-66）。

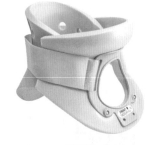
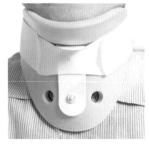

颌颈托   调颈托

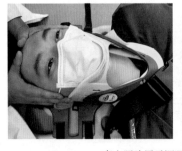
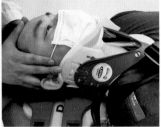

真人照片展示调颈托的使用方法

图3-66　颈托固定

2. 胸腰椎固定　可使用脊柱板、头部固定器。脊柱板是由一块纤维板或木板制造，长约180厘米，板四周有相对的孔，用于固定带的固定。若合并颈椎骨折，应用脊柱板固定时需要配合颈托、头部固定器及固定带。固定时先使受伤者平卧,保持身体平直,保持受伤患者的躯干、头部和脊柱居中位置,再用颈托、头部固定器或固定带固定(图 3-67)。

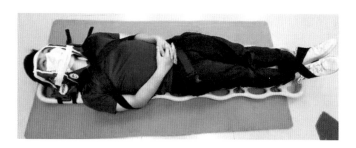

图 3-67 胸腰椎的固定方法

若是现场无上述固定器,可就地取材,即用报纸、厚纸皮、毛巾、衣物卷成卷,制成颈部固定器,从颈后向前围于颈部,颈套粗细以围于颈部后限制下颌活动为宜;用表面平坦的木板、床板、门板制成脊柱板,以大小超过受伤患者的肩宽和人体高度为宜,再以绷带及布带用于躯干的固定(图 3-68)。

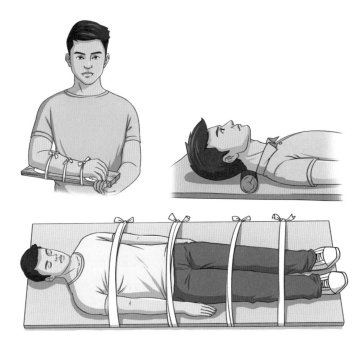

图 3-68 就地取材的临时固定方法示意图

3. 骨盆固定 将一条带状三角巾的中段放于腰骶部,绕髋前至小腹部打结固定,再用另一条带状三角巾中段放于小腹正中,绕髋后至腰骶部打结固定。

（三）锁骨固定

1. 锁骨固定带　受伤患者坐位，双肩向后，安放锁骨固定带（图 3-69）。

2. 绷带"8"字固定　注意腋下需加垫，防止腋部神经受压（图 3-70）。

3. 前臂悬吊带固定亦可（图 3-71）。

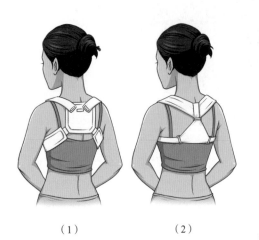

（1）　　　　　　　（2）

图 3-69　锁骨固定带示意图

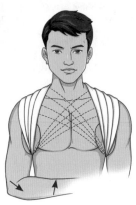

图 3-70　绷带"8"字固定
示意图

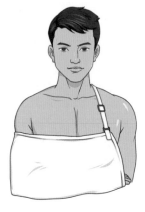

图 3-71　前臂悬吊固定
示意图

（四）上肢骨折的固定

1. 肱骨干骨折　固定时，骨折处要加厚垫保护，以防止桡神经损伤。

（1）夹板固定：用两条三角巾和一块夹板将伤肢固定，然后用一块燕尾式三角巾中间悬吊前臂，使两底角向上绕颈部后打结，最后用一条带状三角巾分别经胸背于健侧腋下打结。无三角巾时可用绷带等代替。

（2）前臂悬吊固定：见图 3-71。

（3）自体固定法：将受伤的上臂伸直贴于侧胸壁，用绷带或宽带三角巾将受伤上臂固定于胸廓并于健侧打结，再将伤侧肘关节屈曲 90 度，用三角巾或绷带悬吊前臂，绕颈部后打结。

2. 肱骨髁上骨折　由于肱骨髁上骨折位置低，接近肘关节，骨折后局部肿胀、畸形、肘关节半屈位，局部有肱动脉和正中神经，容易损伤，故髁上骨折现场不宜用夹板固定，以免增加血管、神经损伤的机会，可直接用三角巾、绷带或围巾等固定上臂于胸廓，前臂以悬吊带或绷带悬吊于半屈位。

3. 肘关节关节内骨折　当肘关节弯曲时，用两带状三角巾和一块夹板将关节固定。当肘关节伸直时，可用一卷绷带和一块三角巾将肘关节固定。

4. 桡、尺骨骨折　前臂骨折相对稳定，血管、神经损伤机会较小。用两块木板固定，加垫，分别置于前臂的外侧和内侧，用一块木板时则置于上肢下面，用三角巾或绷带捆绑固定，屈肘位悬臂吊于胸前，最后再用一条带状三角巾覆盖悬吊带，再用两底边分别绕胸背于健侧腋下打结固定。如无条件可用书本垫于前臂下方，超肘关节和腕关节，用布带捆绑固定，屈肘位悬臂吊于胸前。

5. 手指骨骨折　利用冰棒棍或短筷子作小夹板，另用两片胶布作黏合固定。若无固定棒棍，可以把伤指固定在健指上。

（五）下肢骨折的固定

1. 股骨骨折　用一块长夹板（长度为伤员的腋下至足跟）放在伤肢侧，另用一块短夹板（长度为会阴至足跟）放在伤肢内侧，在腋下、膝关节、踝关节骨突部放棉垫保护，空隙处用柔软物品填实，再用7条宽带固定，先固定骨折上下两端，然后固定膝、踝、腋下和腰部，若固定带不足，也至少用4条固定带或毛巾、衣物等分别在腋下、腰部、大腿根部及膝部环绕伤肢包扎固定，注意在关节突出部位要放软垫。如只有一块夹板，则放于伤腿外侧，从腋下到外踝，固定方法同上。若无夹板时，可以采用自体固定法把伤肢固定在健侧肢体上。

2. 胫、腓骨骨折　胫、腓骨折时骨折端易刺破小腿前方皮肤，造成骨外露，因此，在骨折处要加厚垫保护，小腿骨折固定时切忌固定过紧，以免发生骨筋膜室综合征。用夹板固定时，方法与股骨固定相似，只是夹板长度稍超过膝关节，必要时外侧木板可达髋关节。

（六）开放性骨折的固定

敷料覆盖外露骨及伤口，在伤口周围放置环行衬垫，绷带包扎固定，夹板固定骨折，如出血多上止血带，不要将外露的骨质还纳，以免污染伤口深部，造成血管、神经的再损伤，自行还纳者需标注说明。开放性骨折（图3-72）禁止用水冲洗，不涂药物，保持伤口清洁。肢体如有畸形，可按畸形位置固定，严禁当场整复。

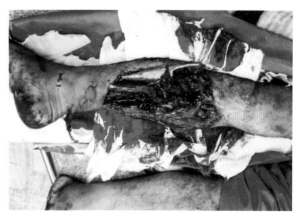

图 3-72　开放性骨折（展示照片）

注意
事项

- 由于事故现场条件受限，故除对伤员进行必要的询问明确受伤部位外，对可疑骨折也应按照骨折固定的方式予以固定。
- 骨折固定前应注意伤员的全身状况，如心脏停搏要先复苏处理；如有休克要抗休克治疗；如有出血要先止血包扎，然后行固定术。

- 用绷带固定夹板时，应先从骨折远心端开始，以免伤肢充血水肿。
- 固定时动作要轻巧，固定要牢靠，松紧要适度，太松达不到固定目的，太紧易发生循环障碍。
- 固定的目的不是让骨折复位，而是防止骨折断端移动，对外露的骨折断端不可还纳入伤口，若自行还纳，需及时标明，对畸形部位也不必复位。
- 皮肤与夹板之间要垫适量的软物，尤其是夹板两端骨突出处和空隙部位尤其需注意，以防局部受压引起缺血坏死。
- 下肢、脊柱、骨盆骨折者，不宜随意搬动，若条件允许，应尽量在受伤现场就地固定。
- 骨折固定完成后、转运途中注意观察肢体血运。

练习一：伤员上臂开放性骨折的固定处理

目的：对伤员伤口进行包扎、上臂骨折固定处理。

物品准备：棉垫5块、方纱2块、绷带2卷、三角巾2条、夹板4块、笔1支、弧形针1枚、托盘1个。

伤员病例设置：左上臂中段前侧有一4厘米×2厘米大小伤口，活动出血，局部存在骨摩擦感。

练习说明：

1. 学员分成两组，一组作为伤员，一组为救助者，并进行角色交换。
2. 救助者对伤员进行急救，分别对上臂伤口进行止血包扎并骨折固定处理。强调注重上肢神经功能和血运的检查和观察。
3. 学员之间进行相互点评，相互学习，相互提高。
4. 伤者和救助者交换角色，进行练习。

练习二：伤员颈椎损伤的固定处理

目的：对伤员伤口进行包扎、上臂骨折固定处理。

物品准备：颈托1个、头部固定器1套、脊柱板1个（含配套固定带5条）。

伤员病例设置：高处坠落伤伤员诉颈部疼痛，四肢麻木并活动障碍。检查发现颈部活动障碍，有压痛。

练习说明：

1. 学员分成两组，一组作为伤员，一组为救助者，并进行角色交换。
2. 救助者对伤员进行急救，分别对上臂伤口进行止血包扎并骨折固定处理。强调注重其他系统损伤的检查排除。
3. 学员之间进行相互点评，相互学习，相互提高。
4. 伤者和救助者交换角色，进行练习。

第四节 | 搬运

将伤病员从现场安全运送到可获得确切性治疗的医疗机构，不仅是院前急救的重要内容，也是灾害事故医学救援阶梯分级救治的重要组成部分。如何安全地将伤病员脱离现场环境（险境），如何在运送过程中正确地保护伤病员，避免病情加重或二次伤害，安全、快速到达可获得确切性治疗的医疗机构，即搬运技能的研究范畴。有效的、合理的伤员搬运方式是提高救治成功率，减少伤残率的重要技术手段。

教学目的
- 掌握创伤急救的各种常见搬运操作技能

教学方法
- 知识讲座、现场实操互动教学
- 视频教学、模拟病例

学时安排
- 2 学时（90 分钟）

教学重点
- 各种搬运方式的操作方法
- 搬运的注意事项

教学难点
- 各种常见搬运方式的技术要领

伤员搬运方法有徒手搬运和工具搬运之分。

一、徒手搬运法

（一）单人搬运法

1. 扶行法　适用于病情较轻、清醒、无骨折，能步行伤者。

救护者站在伤者一侧，使病员一侧上肢绕过自己的颈部；用手抓住伤员的手，另一只手绕到伤员背后，搀扶行走（图 3-73）。

2. 背负法　适用清醒、体重轻的伤者（尤其溺水者）。胸部损伤，四肢、脊柱骨折禁用此法。

救护者背向伤者蹲下，嘱伤者用双臂从救护者肩上伸到胸前，两手握紧；双手绕过伤者大腿，并抓紧自己腰带，慢慢站起，保持背挺直。若伤者卧地不能站立，救护员可躺在病员一侧，一手紧握伤员手，一手抱其腿，慢慢站起。当救护者需要攀附其他物体才能保持平衡脱离险境时，可将伤者横扛在肩上，用一只手臂固定伤者，另一只手臂用于攀附（图 3-74）。

3. 抱持法　适用于体重较轻伤者。是短距离搬运的最佳方法，脊柱／大腿骨折禁用此法。

救护者蹲在伤员的一侧，面向伤员，一只手臂从伤员的腋下绕到其背后，另一只手臂放在伤员的大腿下，然后抱起。若伤者还有意识，可让其一手抱着救护者的颈部（图 3-75）。

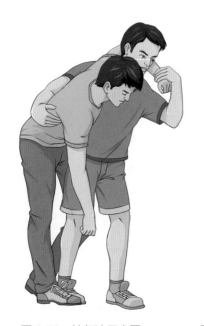 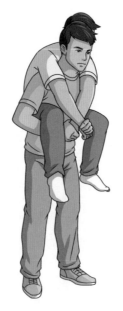 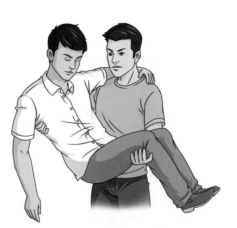

图 3-73　扶行法示意图　　　图 3-74　背负法示意图　　　图 3-75　抱持法示意图

4. 拖行法　适用现场危险、身体重的伤者，当一人无法背负或抱持时采用。非紧急情况勿用此法。

让伤者双臂交叉放于胸前，然后蹲在他背后，双手穿过伤者腋下，抓住他的手腕及前臂，用力向后拖行（图3-76）。对疑有脊柱伤者，救护者蹲在伤员头侧，双手从伤员背后伸向腋部，手臂护托伤员头部，将伤员拖行。勿弯曲旋转颈部和腰背部。

5. 爬行法　适用在狭窄空间或火灾浓烟的环境下清醒或昏迷伤者。

患者平卧于地面，救护者将患者双手抱胸，并用一宽带绑在患者双手交叠处。救护者双膝跪于患者身体两侧，面朝向患者面部，将患者绑好的双手挂在脖子上，双手撑住地面，向前爬行（图3-77）。

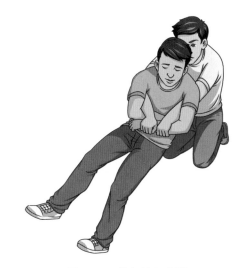

图 3-76　拖行法示意图

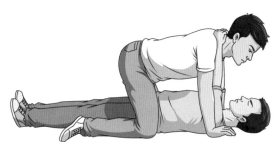

图 3-77　爬行法示意图

（二）双人搬运法

1. 扶行法　适于清醒、上肢无损伤的一般伤者（如双足受伤者）。

两名救护员站在伤者两旁。伤者手臂绕过救护员肩膀，救护人员紧握其手或手腕，步伐一致行走（此法简便省力，常用于运动会救护）。

2. 椅托法　适用清醒但体弱无力的一般伤病者。

甲以右膝、乙以左膝跪地，各以一手伸入伤员大腿之下近腘窝处，互握对方手腕；各伸另一手在伤者背后交叉，同时抓住伤者腰带或彼此交替搭在对方肩上。尽量将身体贴近伤者，保持背部挺直，慢慢站起，一齐起步、外脚先行。

3. 轿式法　适用清醒、能合作的一般伤病者。

两名救护员在伤者背后两旁面对面，各自用右手握住自己的左腕，再用左手握住对方的右腕，然后蹲下让伤者两手搭在救护员肩膀，然后坐在相互握紧的手座上。尽量将身体贴近伤者，保持背部挺直，慢慢站起，一齐起步、外脚先行（图3-78）。

4. 双人拉车法　适用无骨折的一般伤者（移上担架或狭窄地方搬运）。前臂、肩部受伤禁用此法。

扶伤者坐起，将他双臂交叉胸前；一人在伤者背后蹲下，两手从伤员腋下穿过，抓紧伤者的手腕 / 前臂，把伤员抱在怀里，保持背部挺直；另一人反身站在伤者两腿中间将伤员两腿抬起（或另一人在伤者腿旁蹲下，双手穿过伤者两腿近足踝部位，用力抓紧）。两人步调一致将伤者抬起运走（图3-79）。

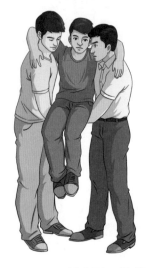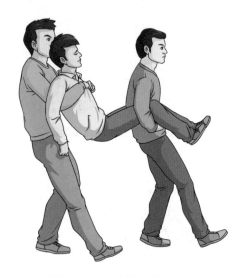

图 3-78　轿式法示意图　　　　　　　　　　图 3-79　双人拉车法示意图

（三）脊柱损伤徒手搬运法

对怀疑有脊柱骨折的伤者，均应按脊柱骨折处理。脊柱受伤后，不要随意翻身、扭曲，上述单人、双人搬运方法均不得使用。因为这些方法都将增加受伤脊柱的弯曲，使失去脊柱保护的脊髓受到挤压、牵拉的损伤，轻者造成截瘫，重者可因高位脊髓损伤导致呼吸功能丧失而立即死亡。必须由多人协作，按标准操作流程进行搬运。

1. 四人搬运法

（1）一人在伤病员的头部，双手掌抱于头部两侧轴向牵引颈部。

（2）另外三人在伤病员的同一侧（一般为右侧），分别在伤病员的肩背部、腰臀部、膝踝部。双手掌平伸到伤病员的对侧。

（3）四人均单膝跪地。

（4）四人同时用力，保持脊柱为一轴线，由一人指挥整体，统一口令，平稳地将伤病员抬起（图3-80），放于硬木板、门板或脊柱板等搬运工具上。

2. 三人搬运法　三人在伤病员的同一侧（一般为右侧），分别在伤病员的肩背部、腰

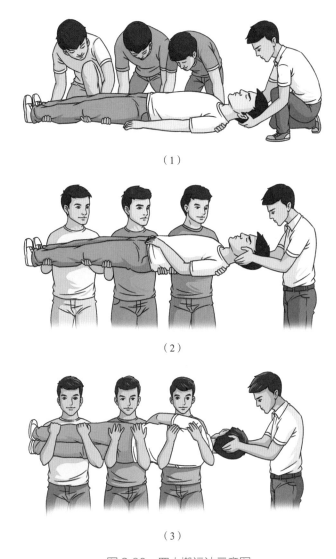

（1）

（2）

（3）

图 3-80 四人搬运法示意图

臀部、膝踝部。双手掌平伸到伤病员的对侧；其中位于头端一人一手置于肩背部，一手置于伤病员的颈部，保护颈椎；其余步骤同四人搬运法。

 注意事项

将伤病员置于搬运工具上后，需要进一步对伤员进行固定：

- 颈椎损伤或疑有颈椎损伤者，搬运前必须先使用颈托固定，无颈托时在颈部两侧用沙袋或衣物等固定；有条件时必须使用头部固定器进行头部固定，无头部固定器则用布带固定。
- 利用固定带将伤员固定在脊柱板上，由一人指挥，统一口令，再抬送搬运。

二、工具搬运

徒手搬运仅在现场急救初期或搬运方法转换过渡时应用，对施救者体力也有较高要求。为更加安全、高效地转送伤病员，使施救者有足够精力进行各种紧急情况的处置，往往依靠工具进行搬运。常见的搬运工具及应用方法如下：

（一）上梯轮椅

适用于清醒、非骨折的一般伤病者的搬运，尤其是上下楼梯时。具有可折叠、便携等特点。

利用徒手搬运法将伤病员放置在上梯轮椅后，必须利用轮椅上的保护带将伤病员妥善固定（胸部和髋部），搬运下楼梯时注意保持轮椅姿势，防止前后左右过度倾斜，患者脚在下，头在上，

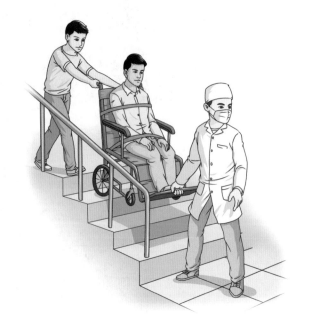

图 3-81　上梯轮椅示意图

前面搬运人员看路，后面搬运人员注意观察患者病情变化（图 3-81）。

（二）担架搬运

为急救搬运伤病员常用方法之一。担架的种类有：绳索担架、被服担架、帆布担架、板式担架、铲式担架、隔离担架、四轮担架等。这里主要介绍常用的两种担架的使用方法。

1. 软担架　适用于非骨折伤病者的搬运。具有可折叠、重量轻、便携等特点。

使用前先将担架充分展开，各关节尤其是背侧横向支撑杆活扣扣紧，再利用徒手搬运法将伤病员放置在软担架上，利用担架上的固定带将伤病员妥善固定再进行搬运。若经楼梯搬运，注意楼梯拐角处，担架需抬高通过转角（图 3-82）。

2. 铲式担架　适用于不宜过多搬动伤病员（如脊柱骨折、大腿骨折、开放性胸腹外伤等）的早期搬运。具有可伸缩收展、便携、操作简单等特点，是上述伤病员从现场转移到脊柱板、救护车、车床或过床搬动时使用的良好工具。

利用翻身法取伤病员平卧位，将

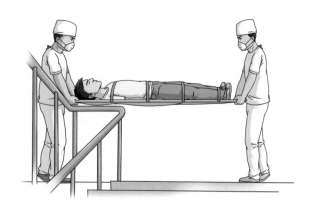

图 3-82　软担架示意图

担架各节充分伸展，担架的两部分紧贴伤病员背侧从两侧向中间合拢，将担架活扣对准并扣紧牢固，利用担架上的固定带将伤病员妥善固定再进行搬运（图 3-83）。

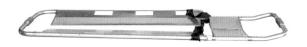

图 3-83　铲式担架示意图

3. 脊柱固定板　适用于脊柱损伤的伤员搬运。具有固定牢固，适合长途转运的特点。详见第三节固定内容。脊柱固定板样式见图 3-84。

4. 担架搬运的动作要领

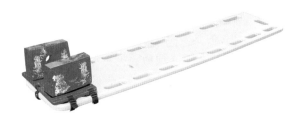

图 3-84　脊柱固定板示意图

（1）一般伤员多采用平卧位，对腹部内脏脱出的伤员应取双下肢屈曲仰卧位；昏迷或有呕吐窒息危险的伤员应取侧卧或仰卧头转向一侧等。

（2）扣好安全带，防止担架摇晃时滑脱，造成患者摔倒等不良事件。

（3）伤病员的脚在前（朝行进方向），头在后，主要施救者（医生）位于头端，便于观察病情变化。

（4）抬起和放下时由一人统一指挥喊口令，步调一致，水平抬放；或采用抬起时先抬头，后抬脚，放下时先放脚，后放头的方法。

（5）搬运时平稳前进，上坡/上台阶时伤者头朝前，足朝后，下坡/下台阶则相反（或采用高侧放低、低侧抬高，保持水平状态的方法）。

三、简易搬运工具搬运

（一）简易担架制作

1. 可以用大床单将伤者放在中央，两端卷起，两侧各站三人，平移伤者。

2. 用粗绳在两根竹竿之间交叉结成锯齿状结构，即可做成一个简易担架。

3. 利用木棒与大床单折叠也可以快速制成简易担架。

4. 利用衣裤，套在两个木棒之间可制成简易担架。

5. 将两个椅子背重叠捆绑在一起，再铺上被子，也可用作搬运伤者的担架。

6. 使用硬木板、门板或黑板等，且不能覆盖棉被、海绵等柔软物品，使用布带等将伤员固定在板上。

（二）简易固定方法

1. 伤者放在硬木板上后，可利用衣袖、裤管、塑料袋装上沙土放置于伤者的颈部及躯干、上肢两侧固定，以防止在运送途中发生摆动，造成再次损伤。

2. 利用布带将患者固定于木板上，其中头部、胸部、髋部、膝部、足踝部为常见固定部位，在没有专业固定带的情况下，局部应加毛巾、布料等软物保护，避免造成压迫。

⚠ **注意事项**

- 搬运前一定要充分评估伤病员病情，贸然转移反而会给伤病员带来更大的危害。
- 心搏呼吸骤停者必须立即进行心肺复苏；活动性出血必须先予以止血包扎；骨折伤者要先将受伤的肢体进行有效固定；休克患者要给予抗休克治疗，再行搬运。
- 不同的伤病情、不同的救护环境采用不同的搬运方法，要熟练掌握，灵活运用。
- 搬运过程中动作要轻柔，多人搬运要协调一致。
- 利用工具搬运时伤病员必须有效固定在工具上，必须有防护措施。
- 应根据患者病情摆放体位：休克患者适当垫高头部和下肢，采用休克卧位；腹部内脏脱出者取双下肢屈曲仰卧位；呼吸困难者可取半卧位；昏迷或有呕吐窒息危险的伤员应取侧卧或仰卧头转向一侧；颅脑损伤颅内高压者注意头抬高的角度等。
- 搬运转运过程必须密切观察伤病员病情变化，有条件时进行必要的监护。
- 注意保暖或降温：冬季使用热水袋要用厚布包好，防止烫伤（尤其是脊柱脊髓损伤、脑卒中等患者）；夏季注意降温，防止高热中暑，使用冰袋也应包好。
- 搬运患者上救护车时，患者头部应朝车头方向。

练习：伤员搬运处理

目的：将伤病员从事故现场中搬运转移。

物品准备：折叠软担架1副、铲式担架1副、脊柱板1副、颈托1个。

伤员病例设置：模拟房屋倒塌现场。房中有4人，一为下肢瘫痪老人，未受伤；一为左足开放性损伤，已行止血包扎；一为右小腿骨折伤者，平卧于地，已行骨折夹板固定；一为腰椎骨折下肢瘫痪伤者，平卧于地。

练习说明：

1. 学员分成两组，一组作为伤员，一组为救助者，完成一项处理后进行角色交换。
2. 救助者对伤员进行急救，分别采用徒手搬运、担架搬运方法将伤员转运到安全区域。
3. 学员之间进行相互点评，相互学习，相互提高。
4. 伤者和救助者交换角色，进行练习。

（覃海森　叶泽兵）

第四章

意外伤害自救互救

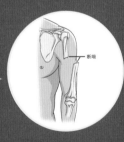
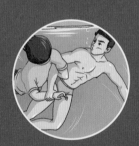
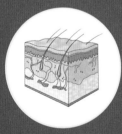

意外伤害严重威胁着民众的健康与生命安全。据统计，全球每年有数以亿计的人遭遇车祸、溺水等各种伤害，导致 700 万人死亡，1 500 万人因伤害遗留功能障碍，800 万人终身残疾。因此，应重点加强民众对各类伤害的预防与认知，避免意外伤害的发生。此外，应针对民众常见的意外伤害事件，教授其如何应对紧急状况，掌握相关的急救措施与技能可以帮助患者在得到正式的医疗救助之前正确处置伤情，提高抢救成功率和后续的医治效果，将伤害导致的危害降低到最小程度。

教学目标
- 学员能正确有效应对意外伤害事件的医学问题

教学目的
- 掌握意外伤害事件中伤员伤情评估，并正确采用紧急医学救治措施

教学方法
- 以知识讲座、知识手册、现场实操及知识技能竞赛为主
- 每个内容可采用理论与操作相结合，鼓励各种生动形象的教学方式（如游戏、互动、上台表演等），以利于学习理解

学时安排
- 6 学时（270 分钟）

教学重点
- 快速冷静地评估伤员病情，识别现阶段危害最大的情况
- 采取必要措施如固定肢体以改善伤员情况
- 查找并处理与疾病相关的损伤，如出血
- 如果怀疑有严重损伤应及时拨打急救电话 120/999

教学难点
- 冷静快速评估伤员病情并识别危急情况
- 针对不同病情采取紧急处理措施

教学方法
- 以知识讲座、知识手册、现场实操及知识技能竞赛为主
- 每个内容可采用理论与操作相结合，鼓励各种生动形象的教学方式（如游戏、互动、上台表演等），以利于学习理解

第一节 ┃ 骨折

骨骼构成人体的框架。骨头折断或断裂称为骨折，当有相当大的压力作用于骨头会导致骨头折断，当骨头发生病变或老化时也易发生骨折。

教学目的
- 掌握骨折的识别及不同类型骨折的处理原则与注意事项

教学方法
- 以开展讲座、派发知识手册、现场实操为主
- 以视频、动漫等资料为辅

学时安排
- 1学时（45分钟）

教学重点
- 识别骨折的发生
- 不同类型骨折的处理原则与注意事项
- 如果怀疑有严重损伤应及时拨打急救电话120/999

教学难点
- 识别骨折并采取固定措施
- 进一步查找并处理与骨折相关的损伤

一、如何识别骨折的发生

骨折往往是由摔伤、撞伤和击伤所致，例如高空坠落、车祸碰撞等。判断骨折主要看皮下是否出血、畸形、骨擦音、肿胀以及非正常（非关节）运动等现象。

有以下一种或多种症状：

· 疼痛和肿胀；

· 骨折部位畸形，如变短、弯曲或扭曲；

· 肢体活动受限，例如不能行走。

二、骨折分类

骨折分为开放性骨折和闭合性骨折，后者又分为闭合性非移位骨折和闭合性移位骨折（图 4-1 ～图 4-3）。所谓闭合性骨折是指骨折处皮肤或者黏膜完整，不与外界相通；开放性骨折则是指骨折部位的皮肤或黏膜破裂，骨折处与外界相通。发生开放性骨折时，骨折断端可能刺破皮肤表面，形成开放性伤口增加感染的风险。闭合性骨折处皮肤完整，但骨头可能错位导致内出血，伤员可能发展为休克。因此，无论是开放性骨折或闭合性骨折，都应迅速采取措施减少感染或其他损伤的风险。

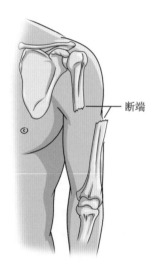
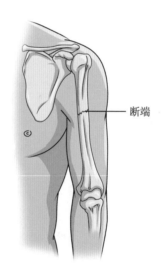
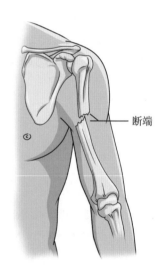

图 4-1　开放性骨折示意图　　图 4-2　闭合性非移位骨折示意图　　图 4-3　闭合性移位骨折示意图

三、骨折的现场急救处理原则

首先要明确是闭合性骨折还是开放性骨折。全身最常见的是四肢骨折，一旦怀疑有骨折，应尽量减少患处的活动，转送时尽量用硬板床。

骨折的现场急救处理要掌握的 4 个原则（图 4-4）：

1. 抢救生命　严重创伤现场急救的首要原则是抢救生命。如发现伤员心跳、呼吸已经停止或濒于停止，应立即进行胸外心脏按压和人工呼吸。

2. 处理伤口，止血包扎 开放性伤口的处理除应及时恰当地止血外，还应立即用消毒纱布或干净布包扎伤口，以防伤口继续被污染。遇以上有生命危险的骨折患者，应快速运往医院救治。伤口表面的异物要取掉，外露的骨折端切勿推入伤口，以免污染深层组织。有条件者最好先用高锰酸钾等消毒液冲洗伤口后再包扎、固定。

3. 简单固定，必要止痛 急救时的固定是暂时的，应力求简单而有效，不要求对骨折准确复位；开放性骨折有骨端外露者更不宜复位，而应原位固定。固定时最好使用夹板固定，无夹板时也可用身边任何有支撑功能的物体代替，如木板条、木棒、竹竿、手杖、硬纸板、书本等。在不确定是否有骨折时，仍建议实施固定处理。

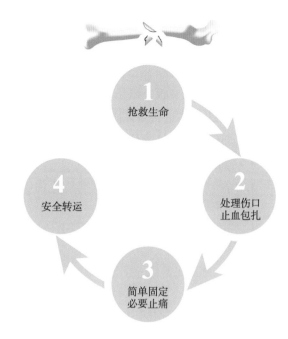

图 4-4 骨折的现场急救处理原则

4. 安全转运 在往医院转运过程中，须注意动作轻稳，防止震动和碰坏伤肢，以减少伤员的疼痛；注意保暖和适当的活动。

四、闭合性骨折的处理

你需要做到

- 防止受伤部位移动，适当固定受伤部位。
- 安排送往医院，并在转运途中给肢体提供舒适的支撑保护。

⚠ 注意事项

- 在受伤部位固定前不要随意搬动伤病员，除非身处险境。
- 伤员后续可能有麻醉需要，应禁水禁食。

处理原则：

1．让伤员静止不动，在进行固定前，急救者需要用手支撑住骨折部位上下处的关节，或让别人帮忙。

2．用硬物如夹板、木条、硬纸板等固定骨折部位，若是腿部骨折，也可将骨折部位与另一侧健康肢体进行自体固定。注意打结时应打在没有受伤的一侧。

3．如有必要，治疗休克。不要抬高受伤的腿，应抬高没有受伤的肢体。并及时拨打120/999急救电话。

4．等待救援的过程中，应注意观察伤病员的呼吸、脉搏等变化。

五、开放性骨折的处理

你需要做到

- 防止受伤部位移动、控制出血。
- 安排送往医院，转运途中提供舒适的支撑保护。

⚠️ **注意事项**

- 在受伤部位固定前不要随意搬动伤病员，除非身处险境。
- 伤员后续有麻醉需要，应禁水禁食。
- 不可直接按压突出的骨头断端。

处理原则：

1．开放性骨折，必须先止血，再包扎，最后再进行骨折固定，此顺序绝不可颠倒。用无菌纱布覆盖伤口，紧压受伤部位周围止血，注意不可冲洗伤口，也不可将骨折断端塞回肢体。

2．用更多的无菌敷料或干净的纱布垫在骨折断端周围，高度需高于突出的断端，小心包扎，注意不要按压到突出的断骨。包扎时注意不可过紧。

3．夹板或硬纸板固定骨折部位。

4．安排伤员送往医院，或拨打120/999急救电话。

5．在等待救援过程中，应注意观察伤病员的呼吸、脉搏等变化。

练习：骨折部位的固定

目的：对骨折部位进行固定。

物品准备：急救物品和药品，如无菌敷料（纱布和纱垫等）、绷带、三角巾等。同时准备硬纸板、木板、折叠的报纸、厚杂志、头巾、绳子等替代物品。

伤员病例设置：设定伤者右前臂中部骨折及右下肢小腿骨折。

练习说明：

1. 学员分成两组，一组作为伤员，另一组为救助者。
2. 请救助者利用准备的物品和药品进行实施救助，鼓励使用百姓身边常见物品进行替代。
3. 分别对上肢和下肢骨折进行固定。
4. 重复操作2次。
5. 伤者和救助者交换角色，进行练习。

注意事项

- 不应固定过紧，骨折时，由于局部有内出血而不断肿胀，固定过紧会压迫血管引起淤血。
- 固定时可垫上棉花或毛巾等松软物品，松紧要适度。
- 固定的木板要够长，一般要求长度超出骨折部位上下两个关节，这样才能稳固。
- 出血严重时可用止血带，并在止血带上标明止血的时间。

第二节 ｜ 脱臼

教学目的
- 掌握脱臼的识别及不同类型骨折的处理原则与注意事项

教学方法
- 以现场讲座、现场实操、派发知识手册为主
- 以视频、动漫等资料为辅

学时安排
- 1学时（45分钟）

教学重点

识别：
- 受影响关节严重疼痛、肿胀和瘀伤
- 关节活动受限

目标：
- 防止脱臼部位活动，适当固定患肢
- 安排送往医院，转运途中提供舒适的支撑保护

教学难点
- 识别脱臼并采取固定措施
- 进一步查找并处理与脱臼相关的损伤，如骨折

脱臼是因外力或其他原因造成骨的关节面与关节面失去正常的对合关系，骨头可能部分或完全脱离原位。脱臼常常发生在肩关节、肘关节及下颌关节等。发生脱臼时会感到无比疼痛，肩关节或髋关节脱位也可能损伤控制肢体的神经，从而导致瘫痪等情况。关节脱位也可能伴随骨折的发生。许多关节脱位与闭合性骨折很难辨别，若无法确定时，应按骨

折进行处理。先固定关节，再等待专业人员的处理。

脱臼的处理原则：

1. 建议伤员受伤部位保持静止不动，帮助伤员支撑受伤手臂，保持在最合适位置。
2. 用硬纸板、三角巾等固定受伤部位。
3. 安排伤员去医院，进行关节复位。
4. 运送过程中应注意观察伤员的呼吸、体温及固定部位的循环情况。

 注意事项

- 在对受伤部位固定前不要随意搬动伤病员，除非身处险境。
- 伤员可能有麻醉需要，应禁水禁食。
- 不可试图将脱位关节复位，以免造成进一步损伤。

第三节 | 软组织损伤

软组织损伤是由于急性外伤或慢性劳损等原因造成人体的皮肤、肌肉、肌腱、腱鞘、韧带等组织的病理损害，表现为疼痛、肿胀、畸形、功能障碍。

教学目的
- 掌握软组织损伤的识别及处理原则与注意事项

教学方法
- 以现场讲座、现场实操、派发知识手册为主
- 以视频、动漫等资料为辅

学时安排
- 0.5 学时（20 ~ 25 分钟）

教学重点
- 识别软组织损伤的表现
- 了解软组织损伤的处理原则
- 如怀疑有严重受伤或疾病，立即拨打急救电话

教学难点
- 常见软组织损伤的处理方法

一、拉伤或扭伤

拉伤／扭伤涉及关节部位韧带的拉伸或撕裂，表现为扭伤部位敏感、疼痛、肿胀和功能障碍，常发生在运动时脚踝、膝盖、手腕部。拉伤涉及关节部位肌腱或肌肉的拉伸或撕裂，常发生在颈部、背部、大腿和小腿。

你需要做到

识别：

- 受伤部位疼痛、肿胀、触痛及瘀伤；
- 受伤部位活动受限。

目标：

- 防止受伤部位活动；
- 适当固定患肢，减少疼痛和肿胀；
- 需要时送往医院。

⚠ 注意事项

- 限制受伤部位活动。
- 不可马上热敷。

严重拉伤/扭伤可能会发生骨折，当无法确认时，应按闭合性骨折进行处理。处理原则如下：

1. 限制受伤部位的活动，帮助伤员坐下或平躺，并适当抬高患肢。
2. 冷敷受伤部位，把冰袋或冰垫敷在受伤部位，有助于减少肿胀、淤血和疼痛。
3. 冰敷一段时间后，可用绷带进行固定，包扎范围应到上下关节。
4. 抬高受伤部位有助于减轻瘀伤和肿胀。每隔10分钟检查绷带包扎部位的血液循环情况。
5. 如果疼痛严重或受伤部位不能活动，应安排送往医院进行检查或相关处理。

二、瘀伤

瘀伤是由皮下出血所致的，一般呈紫色。如果皮肤受到撞击，如被硬物击中，血液由皮下的血管溢出，瘀伤会在数分钟内呈现。如果出血的地方来自身体深处，如由手臂或腿的断骨溢出，那么瘀伤通常在数天后才会出现。老人和服用抗凝药的人比较容易出现瘀伤，也痊愈得比较慢。

 你需要做到

识别：

- 受伤部位呈紫色；
- 皮肤受到撞击或存在内伤出血的情况。

目标：

- 冰敷患处，缓解疼痛，减轻出血；
- 需要时送往医院。

注意事项

- 减少受伤部位活动。
- 不可马上热敷。

瘀伤的处理原则：

1. 抬高并保持舒适体位，支撑受伤部位。

2. 用冰袋等冰冷的东西冰敷，可以减轻痛楚。若紧急情况下，身边没有冰袋，可以冷饮、冰棍等代替，将冰棍略敲碎以塑料袋包裹好敷于患处。

三、抽筋

肌肉痉挛俗称抽筋，是指一块或更多肌肉突然发生疼痛性痉挛，通常在睡眠时发生，有时剧烈运动后也可能发生。腿常抽筋大多由缺钙、受凉、局部神经血管受压如坐姿睡姿不正确引起。可通过舒展和按摩受影响的肌肉缓解症状。

 你需要做到

识别：	目标：
• 肌肉疼痛性痉挛；	• 减轻疼痛和痉挛。
• 睡眠、剧烈运动后发生。	

注意事项

- 抽筋的早期处理以缓解疼痛为原则，舒展按摩治疗以不加重患者疼痛为原则，注意肢体的保暖，剧烈运动、大量出汗引起的抽筋可适当给予患者含电解质运动型饮品或盐水饮用。

（一）足部抽筋处理原则

1. 帮助伤员站起来，重心落在前足。

2. 可将伤员痉挛的脚放在自己膝上，帮助伸展足部肌肉。

3. 痉挛缓解后，立即用手指按摩脚部。

（二）小腿抽筋处理原则

1．协助伤员腿部伸直，固定足部。

2．将足部向小腿弯曲以伸展小腿肌肉，然后按摩小腿背部痉挛部位。

缓解腿麻抽筋的一个简单动作如下：端坐于椅背 1/3 处，挺直腰背做深呼吸。双手向后扶住椅座后方，上身靠向椅背，腰背部仍需保持平直。双腿离地顺时针做踩脚踏车状，自然呼吸，直到双腿有酸痛感。逆时针再做一遍。

练习 ··

目的：对抽筋部位进行舒展和按摩，减轻痉挛和疼痛。

物品准备用物：无。

伤员病例设置：设定伤者右足部及右小腿抽筋，请救助者实施救助。

练习说明：

1．学员分成两组，一组作为伤员，另一组为救助者。

2．分别对足部和小腿抽筋进行处理。

3．重复操作 2 次。

4．伤者和救助者交换角色，进行练习。

第四节 | 噎食 / 窒息

噎食可发生在所有年龄段人群，以儿童和老年人多见。可能在进食时说话，如吃鸡块、糖果、花生、黄豆、果冻等，被食物噎住，或者小儿含物说话、哭笑、打闹时导致气管阻塞。

教学目的
- 掌握噎食 / 窒息的快速识别、气道阻塞的轻重判断及处理原则与注意事项

教学方法
- 以开展讲座、派发知识手册、现场实操为主
- 以视频、动漫等资料为辅

学时安排
- 0.5 学时（20 ～ 25 分钟）

教学重点
- 快速识别噎食和窒息
- 判断气管阻塞的轻重程度
- 采用海姆立克急救法清除阻塞物

教学难点
- 快速冷静识别窒息的发生
- 有效清除阻塞物

一、成人窒息

 你需要做到

识别：
- 快速冷静识别轻微阻塞或严重阻塞，采用紧急处理方法缓解窒息；
- 必要时立即送往医院，途中应持续清除阻塞物。

目标：
- 去除气道阻塞因素。

⚠️ 注意事项

- 伤员一旦失去意识，应立即检查呼吸，如果没有呼吸，立即行心肺复苏术。
- 已经运用腹部冲击法的伤员，特别是老年人，也必须寻求专业医疗救援。

异物卡在喉部，可使喉部阻塞，导致肌肉痉挛。如果阻塞不严重，伤员可自行清除。如果阻塞严重，伤员会突然呛咳、不能发声、呼吸急促，一手或双手呈"V"形，紧贴于颈前喉部，最终意识丧失，呼吸停止。此时应准备胸外按压和人工呼吸。

处理原则：

1. 如果伤员有呼吸或咳嗽，询问伤员："你是不是呛住了？请咳嗽试试！"鼓励伤者咳嗽。

2. 若伤者无法咳嗽或说话，立即拍击背部。先让伤者向前弯腰，急救者用掌根猛烈拍击其肩胛部。

3. 如背部拍击无法清除异物，尝试用腹部冲击法。站在伤者身后，双手环抱伤者上腹部，使伤者仍然向前弯曲。一只手紧握拳，放在脐上两横指处，另一只手抓紧握紧的拳头，向内向上猛烈推击 5 次。

4. 如果此时异物还未清除，应立即拨打 120 或送往医院，并持续开展海姆立克急救法直到专业救援到达。

二、儿童窒息（1 岁至青春期）

儿童特别容易发生窒息。他们可能会被食物噎住，或者将小物件放入口中导致气管阻塞。如果儿童发生噎食或窒息，急救员要迅速反应，帮助儿童解除气管阻塞。如果儿童意识丧失，呼吸停止，应立即行心肺复苏术。

👆 你需要做到

识别：

- 快速冷静识别轻微阻塞或严重阻塞；
- 迅速清除阻塞物；
- 需要时送往医院。

目标：

- 去除气道阻塞因素。

 注意
事项

- 儿童一旦失去意识，应立即检查呼吸，如果没有呼吸，立即行心肺复苏术。
- 已运用腹部冲击法的儿童也必须寻求专业医疗救援。

处理原则：

1. 如果儿童有呼吸或咳嗽，询问儿童："你是不是呛住了？请咳嗽试试！"鼓励儿童咳嗽。

2. 若儿童无法咳嗽或说话，立即拍击背部。先让儿童向前弯腰，急救者用掌根猛烈拍击其肩胛部。

3. 如背部拍击无法清除异物，尝试用腹部冲击法。站在儿童身后，双手环抱儿童上腹部，使儿童仍然向前弯曲。一只手紧握拳，放在脐上两横指处，另一只手抓紧握紧的拳头，向内向上猛烈推击 5 次。

4. 如果此时异物还未清除，应立即拨打 120 或送往医院，并持续开展海姆立克急救法直到专业救援到达。

练习：帮助患者（儿童）解除窒息

目的：练习解除儿童窒息的技术与方法。

物品准备：无。

伤员病例设置：伤者 5 岁，吃鸡块时发生呛咳，呼吸急促，不能说话，请救助者施救。

练习说明：

1. 学员分成两组，一组作为伤员，另一组为救助者。

2. 重复操作 2 次。

3. 伤者和救助者交换角色，进行练习。

三、婴儿窒息（1 岁以内）

如果婴儿因食物或小物件发生窒息，婴儿会很快呼吸窘迫，急救员要迅速清除阻塞物。若婴儿呼吸停止，应立即准备心肺复苏术。

 你需要做到

识别：
- 快速冷静识别轻微阻塞或严重阻塞；
- 迅速清除阻塞物；
- 需要时送往医院。

目标：
- 去除气道阻塞因素。

注意事项

- 婴儿一旦失去意识，应立即检查呼吸，如果没有呼吸，立即行心肺复苏术。
- 已运用腹部冲击法的婴儿也必须寻求专业医疗救援。

处理原则：

1. 将婴儿俯卧于救助者大腿处，一手固定下颌角，打开气道，并使头部较低。

2. 救助者用掌根进行 5 次背部拍击，动作应轻柔。

3. 背部拍击无法清除异物时，将婴儿翻转进行胸部推击 5 次（用力方向对着头部方向）。手法是：将示指和中指合并，在乳头连线中点下方进行冲击 4 ~ 5 次。

4. 如果此时异物还未清除，应立即拨打 120 或送往医院，并持续开展急救直到专业救援到达。

练习：帮助患者（婴儿）解除窒息 ···

目的：练习解除婴儿窒息的技术与方法。

物品准备：婴儿气道梗阻模型。

伤员病例设置：婴儿吃辅食时突然咳嗽、啼哭困难，请救助者施救。

练习说明

1. 学员作为救助者。

2. 重复操作 2 次。

第五节 | 脱水、热衰竭、中暑

当大量液体从身体流失达到体重的 1%，没有补充足够的液体时会发生脱水。炎热天气下进行锻炼，会流失 2% ~ 6% 的体液，身体必需的盐分也会随着汗液的蒸发而流失。补充丢失的水分和盐分即可缓解。

如果大量出汗使身体丢失盐分和水分，病情会从脱水发展为热衰竭。此时应预防转变成中暑的可能，应给伤员降温，补充丢失的水分和盐分。

如果长时间暴露于热环境中，机体会出现危险的过热现象，病情从热衰竭发展为中暑。此时应尽快给伤员降温，安排紧急送往医院。

教学目的
- 掌握脱水、热衰竭和中暑的快速识别、应急处理措施

教学方法
- 以开展讲座、派发知识手册、现场实操为主
- 以视频、动漫等资料为辅

学时安排
- 1 学时（45 分钟）

教学重点
- 快速冷静识别脱水、热衰竭和中暑
- 学会采取应急处理措施缓解病情
- 需要时送往医院

教学难点
- 脱水、热衰竭和中暑的快速识别、应急处理措施

一、脱水

脱水主要是体育运动后大量出汗的结果，特别是热天。长时间暴露在太阳下、在热或潮湿的环境中、发热时因体温升高出汗、严重腹泻或呕吐，都可能造成体液丢失。小儿、老人、长时间做运动的人尤其危险。严重脱水时因盐分丢失会引起肌肉痉挛，处理不当也可能发展为热衰竭。

 你需要做到

识别：

- 运动或出汗后头痛、眩晕；
- 口干、眼干、嘴唇干或开裂；
- 尿液颜色加深；
- 婴儿和儿童通常皮肤苍白，眼窝凹陷。

目标：

- 补充丢失的水分和盐分。

⚠️ 注意事项

补充丢失的水分和盐分一般能缓解，若无好转，应寻求专业医疗帮助。

处理原则：

1. 安抚伤员，帮助其坐下。
2. 给予伤员补充液体，口服或输入生理盐水补充丢失的水分和盐分。
3. 观察伤员病情，如果没有好转，立即寻求专业医疗帮助。

二、热衰竭

大量流汗造成严重脱水，过度流失水分和盐分，患者感觉出汗多、皮肤湿冷、心跳加快、全身虚弱无力，甚至出现肌肉抽筋、恶心感。

 你需要做到

识别：

- 大量出汗后头痛、眩晕和意识模糊；
- 恶心、食欲丧失；

目标：

- 补充丢失的水分和盐分。

识别：
- 出汗、脸色苍白、皮肤湿冷；
- 手臂、腿和腹部肌肉痉挛。

注意事项

- 观察伤员病情，预防发展为中暑。
- 必要时寻求专业医疗帮助。

处理原则：

1. 协助伤员转移到阴凉地方，让伤员平躺并抬高腿部，改善脑部供血。
2. 给伤员饮用大量水，口服或输入生理盐水补充丢失的水分和盐分。
3. 观察并记录伤员的反应程度、呼吸、脉搏、体温等情况。
4. 若伤员反应变差、体温升高、皮肤干燥发热等，立即拨打急救电话。

三、中暑

当外界温度过高，长时间日晒、在湿热或空气不流通的高温环境中等阻碍了散热时，大脑调节体温的"恒温器"失去控制，就会发生中暑。中暑可能毫无预兆地发生，伤病者感觉不适后几分钟内就会丧失意识。也可能由脱水发展为热衰竭，最后发展为中暑。

📢 你需要做到

识别：
- 中暑易发人群：老人、体弱者、孕妇、小孩、体型肥胖者、露天工作者及旅游者；
- 出现头痛、眩晕、发热、无汗、脸色潮红、皮肤干燥；
- 体温超过 40℃；
- 反应水平迅速下降。

目标：
- 补充丢失的水分和盐分。

⚠ 注意
事项

如果伤员失去意识，没有呼吸，应开始心肺复苏术。

处理原则：

1. 迅速将患者搬到清凉的地方，尽可能脱掉他的外套。

2. 协助患者坐下，用扇子给患者扇风或用冷水擦拭患者，并让患者多饮用含盐分的清凉饮料。

3. 也可以在患者的额部、颞部涂抹清凉油、风油精等。

4. 在等待救援的同时，要密切关注患者的生命体征——反应、呼吸、脉搏、体温等。如果体温又一次上升，再次重复降温措施。

中暑的预防

中暑是可以预防的，那么我们在日常生活中如何预防中暑呢？

- 出行躲避烈日：戴太阳帽、撑伞等。
- 别等口渴了才喝水：每天喝 1.5～2L 水。
- 注意饮食：多食用新鲜蔬菜和水果。
- 保持充足的睡眠。

炎热的夏季喝冰水和热水哪个更能解暑？

答案：热水！因为喝冰水后，身体温度会跟着下降，当时会觉得十分凉快，但我们的身体要维持正常体温，会自动发热来把冰冷食物变暖，这样一来，体温很快又会上升。喝热水后，我们的体温会上升，而上升的体温要下降到正常体温，皮肤和血管都会扩张，身体大量出汗导致体温下降，所以身体会觉得凉快。

第六节 | 天然气、煤气中毒

一氧化碳（CO）中毒俗称煤气中毒，因为吸入高浓度 CO 所致的急性缺氧性疾病。煤气中毒被称为"秋冬杀手"。民用燃料天然气、煤炭、木炭等在不完全燃烧时均会产生 CO，若在密闭环境或空气不流通的居室，就会造成 CO 中毒。煤气的泄漏，也会造成 CO 中毒。

教学目的
- 掌握一氧化碳中毒的快速识别、处理原则与注意事项

教学方法
- 以开展讲座、派发知识手册、现场实操为主
- 以视频、动漫等资料为辅

学时安排
- 1 学时（45 分钟）

教学重点
- 识别 CO 中毒的发生
- CO 中毒的处理原则与注意事项

教学难点
- CO 中毒的应急处理

你需要做到

识别：

- 煤气泄漏现场可闻到特殊臭味：煤气中的乙硫醇成分；
- 轻度中毒出现头痛、头晕、心悸、恶心、呕吐等表现；
- 中度中毒时面色潮红、口唇樱桃红色、躁动不安；
- 重度中毒时面色呈樱桃红、意识丧失或呼吸暂停。

目标：

- 迅速关闭燃气总阀，将伤员移至空气新鲜处；
- 尽快安排送医院。

⚠️ 注意事项

- 急救过程注意做好个人防护：用湿毛巾捂住口鼻。
- 如果伤员失去意识，没有呼吸，应开始心肺复苏术。

处理原则：

1. 迅速关闭煤气阀门，使伤者脱离中毒环境，可采用背负法、拉车式等搬运法。
2. 立即打开门窗，流通空气。
3. 确保伤员呼吸道通畅，将伤员头面部偏向一侧。
4. 在等待救援同时，要密切关注患者的生命体征，如反应、呼吸、脉搏、体温等。

⚠️ 注意事项

发现煤气泄漏时，应注意以下几个问题：

- 不可触动任何电器开关（如开、关灯）；
- 不可使用火柴或打火机；
- 不可用火检漏；
- 不可在室内使用电话或手机；
- 不可按动邻居的门铃；
- 不可开启煤气用具，除非漏气情况得到控制。

常识：怀疑煤气泄漏时，以下操作可以快速查漏：

- 任选肥皂、洗衣粉、洗涤剂，加水制成肥皂液，涂抹在燃具、胶管、旋塞阀、煤气表、球阀上，尤其是接口处，有气泡鼓起的部位就是漏点。

第七节 | 溺水

人淹没于水中，由于呼吸道被水、污泥、杂草等杂质阻塞，阻碍气体交换，喉头、气管发生痉挛，引起窒息和缺氧，称为溺水。任何年龄的人都可能发生溺水，在激流或低温的水中游泳、长时间持续游泳或酒后划船的人更容易发生淹溺事故。

教学目的
- 掌握淹溺的快速识别、救治原则与注意事项

教学方法
- 以开展讲座、派发知识手册、现场实操为主
- 以视频、动漫等资料为辅

学时安排
- 1学时（45分钟）

教学重点
- 学习溺水时的几大无声迹象
- 溺水救助原则及注意事项

教学难点
- 识别溺水与救治原则

你需要做到

识别：

溺水几大无声迹象如下：

- 无法发声呼救；
- 无法挥手呼救；
- 闭上眼睛或者眼神呆滞，无法专注；
- 在水中发呆，安静无声。

目标：

- 让伤员迅速脱离水中，需要时应送往医院。

⚠ 注意
事项

如果伤员失去意识，将其抱离水面时，注意让伤员仰卧位，清除口、鼻中污泥、杂草，开放气道，对呼吸、心跳停止者立即实施心肺复苏。

处理原则：

1. 请旁人帮忙拨打 120/999 急救电话，并开展正确的营救。不可手拉手下水救人，不会游泳者不可直接跳水救人，不可惊慌失措。

2. 清除口、鼻中污泥、杂草并迅速判断伤员呼吸，对呼吸、心跳停止者，立即行心肺复苏术。

3. 在等待救援过程中，应持续实施心肺复苏术。

溺水时表现见图 4-5。

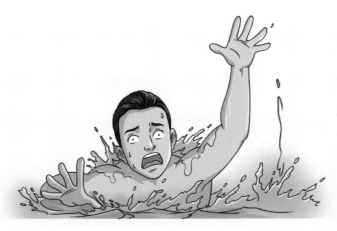

溺水的表现

溺水者除像左图那样在水中扑打外，还有其他溺水表现，例如动作较少、表情呆滞，总结 10 种溺水表现如下：

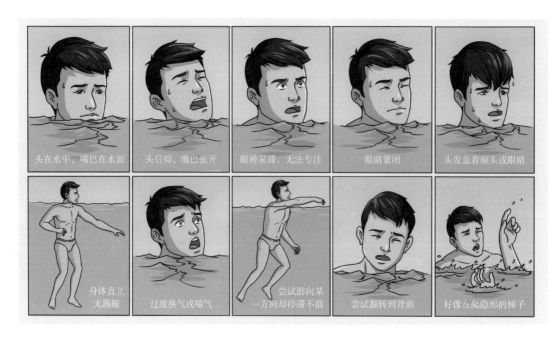

图 4-5　溺水时的表现示意图

练习一：救生衣的穿戴

目的：练习救生衣的正确穿戴方法。

物品准备：马甲式救生衣。

练习说明：

1. 检查救生衣是否有破损，两侧的边带、浮力带是否破损和牢固。

2. 根据自己的体型系好两侧的边带，将腰间的浮力带束于腰间，穿过腰间带环，扎紧救生衣结。

练习二：借助外力就地取材

目的：练习如何借助外力施救。

物品准备：矿泉水瓶、未拆封的膨化食品袋子、干枯木块、石块。

练习说明：

1. 将石块沉入水中作为溺水模型。

2. 分别用绳子将矿泉水瓶、未拆封的膨化食品袋子、干枯木块系在石块上，观察石块浮出水面。

第八节 | 烧伤及烫伤

皮肤的急性损伤，原因包括火、滚烫的液体和腐蚀性的物质。生活中常见的烧烫伤有：热蒸汽烫伤，儿童洗澡、喝水时被热水烫伤，儿童放鞭炮时烧伤，摩托车排气管烫伤，以及吃火锅、炒菜时被热油、热汤烫伤。

教学目的
· 掌握烧伤及烫伤的快速识别、救治原则与注意事项

教学方法
· 以开展讲座、派发知识手册、现场实操为主
· 以视频、动漫等资料为辅

学时安排
· 1 学时（45 分钟）

教学重点
· 烧伤及烫伤的快速识别、深度及严重度判断
· 烧伤及烫伤的早期救治原则及注意事项

教学难点
· 烧伤及烫伤的快速识别、深度及严重度判断
· 烧伤及烫伤的早期救治原则

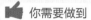 你需要做到

识别：

- 皮肤红肿；
- 烧伤部位疼痛；
- 可能形成水疱。

目标：

- 伤员脱离险境，减少疼痛和肿胀，降低感染危险，需要时送医。

 注意事项

- 不要弄破水疱，不要在水疱上涂抹药膏。
- 不建议涂抹软膏、牙膏、酱油等，以免增加感染的风险。
- 不要使用黏性敷料，或用胶布直接粘贴皮肤。

根据烧伤或烫伤的深度，我们将烧烫伤分为表面烧烫伤、中度烧烫伤和深度烧烫伤（图4-6）。表面烧烫伤仅涉及皮肤最外层的表皮，这种类型的损伤如果及时给予正确的急救，不形成水疱的话，通常可痊愈。中度烧烫伤非常疼痛，破坏了表皮细胞，使皮肤变红形成水疱。通常也能痊愈，但如果损伤超过成人身体的20%或小孩身体的10%的面积时，情况就非常严重。深度烧伤时痛觉消失，掩盖了损伤的严重性。皮肤看上去蜡黄、苍白或烧焦，需要做紧急医学处理。

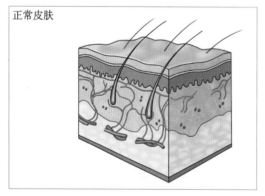

正常皮肤

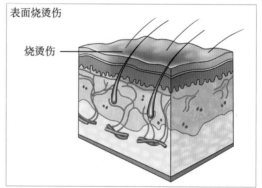

表面烧烫伤

烧烫伤

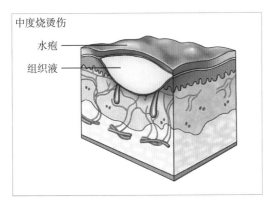
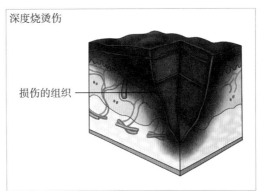

图 4-6　烧伤的三种类型示意图

一、轻度烧伤和烫伤

小面积的表面烧伤和烫伤，往往是家庭中常见的损伤，如滚烫的沸水或热油溅到皮肤。大多数轻微的烧烫伤可通过急救处理自然愈合。如果你担心烧烫伤的严重程度，应建议伤者寻求医疗帮助。

小面积的表面烧烫伤后，可能会形成水疱。这些小水疱是组织液漏到烧伤部位表皮下形成的，一般不需要治疗，因此不要弄破水疱，以免增加感染的风险。如果水疱破裂或可能破裂，使用无黏性的敷料完全覆盖水疱，直到水疱消失即可。

处理原则：

1．首先用冷水／流动自来水冲烧伤部位，至疼痛感缓解。如果没有水，可以用冷的牛奶、罐装饮料等代替。

2．用保鲜膜或纱布覆盖伤口，不要缠绕肢体，避免组织肿胀。

3．必要时应及时就医，特别是儿童，或者怀疑伤者的病情时。

二、严重烧烫伤

烧伤持续的时间越长，烧伤越严重。严重烧烫伤因为大量体液的流失，很容易发生休克，需要紧急送往医院治疗。

处理原则：

1．立即拨打 120/999 急救电话，或请旁人帮忙拨打。

2．用冷水／流动自来水冲烧伤部位，至疼痛感缓解。

3．观察伤者有无呼吸困难的迹象，同时用剪刀剪去伤处周围的衣物。注意不要去掉粘在伤口处的衣服。

4．用保鲜膜或无黏性的无菌敷料覆盖伤口，降低感染的风险。

5．在等待救援的过程中，观察伤者的呼吸与脉搏，以防休克发生。

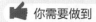
6. 若发生休克，应治疗休克。抬高健侧下肢，使其高于心脏位置。不可随意搬动伤员。

你需要做到

识别：

- 受伤部位可同时有表面烧伤、中度和重度烧伤；
- 烧伤部位疼痛；
- 可能发生休克。

目标：

- 阻止继续被烧伤。减少疼痛和肿胀。保持呼吸通畅。降低感染的危险。安排紧急送往医院。

 注意事项

- 如果伤者在火灾中受伤，首先考虑烟雾或热气影响其呼吸系统。
- 检查呼吸情况，预防发生休克。
- 安排紧急送往医院。

第九节 ｜ 触电

触电又称为电击伤，由于一定的电流通过人体，引起人体组织损伤和功能障碍，重者可发生心搏呼吸骤停。因此使伤员迅速脱离电源，并开展及时有效的心肺复苏和心脏除颤是抢救成功的关键。

教学目的

- 掌握触电的快速识别、救助原则与注意事项

教学方法

- 以开展讲座、派发知识手册、现场实操为主
- 以视频、动漫等资料为辅

学时安排

- 1 学时（45 分钟）

教学重点

- 迅速冷静评估伤员病情
- 保护自己和伤员脱离险境
- 如果怀疑有严重损伤，拨打急救电话 120/999

教学难点

- 触电的急救处理原则

一、低压触电的救助

低压触电通常发生在家庭、工作场所。低压电一般为 220V，触电也可能导致严重伤害甚至死亡。事故发生通常由损坏的开关、磨损的电线或出故障的电器设备引起。儿童天

性好奇，可能把手指或其他导电物体放进墙壁上的电源插座内。如果湿手操作或站在湿地面会大大增加触电的危险。

📢 你需要做到

识别：
- 家庭或工作场所发生触电；
- 伤员可能与电源相连；
- 伤员失去意识。

目标：
- 阻断电源连接，保持呼吸道通畅，需要时应送往医院。

 注意事项

- 如果伤员仍与电源相连，不可接触伤员。
- 不要用金属类物品阻断电源。
- 如果伤员失去意识，立即检查呼吸情况，开放气道，并实施心肺复苏术。

处理原则：

1. 立即关闭电源或电源总开关。

2. 当你无法关闭电源时，使用木棍或扫帚将伤员肢体与电源分开。可用绳索缠住伤员的足踝部或手臂，将他脱离电源。

3. 迅速拨打120/999急救电话，或请旁人帮忙拨打，等待救援。

4. 检查伤员的呼吸与脉搏，若呼吸心跳停止者，应立即行心肺复苏术。

5. 在等待救援过程中，应不断检查伤员脉搏与呼吸，实施心肺复苏术。

二、高压触电的救助

高压触电常发生在电力线或高空电缆旁，通常会立即致命。即使存活也会严重烧伤，因为高压电一般在1 000V以上，电流的温度可达到6 000 ～ 8 000℃。

处理原则：

1. 不可轻易靠近伤员，在确认切断电源之前建议至少保持距离电缆和伤员5 ～ 20米，并立即拨打急救电话［我国《电力设施保护条例》（2018年修订版）规定，架空电力线路保护区范围如下：1 ～ 10千伏为5米，35 ～ 110千伏为10米，154 ～ 330千伏为15米，500千伏为20米，在此距离之外相对安全。英国急救参考书建议安全距离是18米以上，原因是高压电能弧形跳跃达 18 米］。

　　2．必须切断或隔离电源后才可靠近伤员。

　　3．接近伤员后迅速开放气道，检查呼吸，呼吸心跳停止者行心肺复苏术。

　　通常在高压线等危险区域会有一些安全标识，公众在日常生活中要学会识别这些标识，有利于避险（图 4-7）。

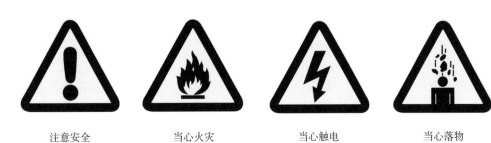

注意安全　　　　　　当心火灾　　　　　　当心触电　　　　　　当心落物

图 4-7　常见安全标识

第十节 | 雷击

在雷电多发的夏季，人们对防雷电应该高度重视。人是导电体，人体距离雷击点很近时，一部分雷电电流可通过"跨步电压"进入人体，可造成烧伤或其他伤害。若被雷电直接击中头部，并且通过躯体传到地面，可以使心脏和神经麻痹，造成心搏骤停。

教学目的
- 掌握雷击的识别、救治原则与预防原则

教学方法
- 以开展讲座、派发知识手册、现场实操为主
- 以视频、动漫等资料为辅

学时安排
- 1学时（45分钟）

教学重点
- 识别雷击的表现
- 预防雷击的原则
- 雷击后急救原则

教学难点
- 雷击后急救处理原则

你需要做到

识别：
- 皮肤可能被烧焦；
- 雷电天气发现伤者意识丧失，呼吸、心跳停止。

目标：
- 将伤者转移至安全地方。开放气道，实施心肺复苏。

⚠ 注意
事项

- 保证自己和伤者人身安全。
- 快速冷静评估伤者病情，必要时实施心肺复苏术。

一、预防原则

1. 雷雨天不在室外走动或大树下避雨，拿掉身上的金属，蹲下防雷击。

2. 打雷时远离电灯、电源，不靠近柱和墙壁，以防引起感应电。

3. 在高楼须赶快入室，在高山须快下山，在游泳须快上岸。

4. 在室外者感到头发竖立，皮肤刺痛，肌肉发抖，即有将被闪电击中的危险，应立即卧倒或在原地蹲下，可避免雷击。

二、处理原则

1. 将伤者转移至安全地带。

2. 检查伤者意识、呼吸、心跳，开放气道。

3. 如伤者无呼吸、心跳，立即行心肺复苏术。

4. 及时拨打急救电话 120/999，等待救援过程应不断实施心肺复苏术。

三、室外防雷姿势练习

双膝下蹲，双手抱膝，胸口紧贴膝盖，尽量低下头，因为头部较之身体其他部位最易遭到雷击，同时将双脚并拢，减少跨步电压带来的危害。

第十一节 | 动物咬伤

被犬、猫等动物咬伤后，可能会发生感染，严重的感染危险是狂犬病，以及破伤风。狂犬病是一种由狂犬病毒引起的潜在致命的中枢神经系统急性传染病，狂犬病毒可存在于感染动物的唾液里，99%的人狂犬病都来自病犬。如果在狂犬病危险区域被咬，应立即就医。

破伤风也是被任何动物咬伤后都会潜在的危险，特别是伤口又窄又深时。

教学目的
- 掌握动物咬伤的早期伤口处理原则与注意事项

教学方法
- 以开展讲座、派发知识手册、现场实操为主
- 以视频、动漫等资料为辅

学时安排
- 1 学时（45 分钟）

教学重点
- 破损伤口处理原则
- 需寻求医疗建议的情况
- 必要时立即就医

教学难点
- 破损伤口处理原则
- 就医原则

你需要做到

- 控制出血。
- 减少感染的风险。
- 必要时立即就医。

注意
事项

- 如果怀疑有狂犬病，应立即就医。
- 如果有以下情况应寻求医疗建议：伤口脏；从未接种过疫苗；不能确定接种的时间和剂量。
- 伤口深时不宜包扎和缝合，尽可能让伤口暴露。

一、与可疑患狂犬病的动物接触情况及处理

Ⅰ级：动物舔触处的皮肤完整（即无破损、无暴露）。

Ⅱ级：动物轻咬裸露皮肤，无出血的轻微抓伤、擦伤。

Ⅲ级：有一处或多处穿透性皮肤咬伤或抓伤，且动物舔触处的黏膜被唾液污染、皮肤有破损。

对于Ⅰ级，不要求采取预防措施；对于Ⅱ级，建议立即接种疫苗；对于Ⅲ级，建议立即接种疫苗并给予狂犬病免疫球蛋白，同时在接受疫苗接种前，应先尽快对伤口进行处理。

伤口处理原则：先用肥皂水反复冲洗伤口，再用大量清水或盐水反复冲洗，然后用75%酒精局部消毒，最后用碘酒消毒。

二、如何预防被动物咬伤？

1. 陌生动物不招惹。
2. 危险信号会识别，例如：躬背，背毛竖起，龇牙咧嘴，威胁地叫，尾巴高高竖起。
3. 犬类动物避险：弯腰做捡东西状、利用手边物品做"挡箭牌"。
4. 蛇类动物避险：毒蛇攻击时向山坡跑，或忽左忽右S形跑，切勿直线跑或向下跑。
5. 如果被动物攻击，并被扑倒在地，应该蜷起身子呈球状，护住自己的头和脖子。
6. 决不能乱跑，也不能去踢动物或者表现出自己的恐惧，更不要去激怒动物。

狂犬疫苗接种

一般当地疾控中心、防疫站、部分综合性医院、具有资质的社区服务中心都可以注射疫苗，各地情况略有差异，更多的情况应咨询当地的疾控中心。以广州市为例，可接种狂犬疫苗的医院有：

1. 荔湾区　荔湾区人民医院、荔湾区华林街社区卫生服务中心、荔湾区慢性病防治中心。

2. 越秀区　广州市第八人民医院、越秀区光塔街社区卫生服务中心。

3. 海珠区　海珠区中医医院、江海街社区卫生服务中心。

4. 天河区　中山大学附属第三医院、天河区中医医院、天河区红十字会医院、天河区龙洞人民医院、天河区慢性病防治中心、武警广东省总队医院等。

5. 黄埔区　黄埔区红山街社区卫生服务中心、黄埔区中医医院、黄埔区红十字会医院、黄埔区长洲街社区卫生服务中心等。

6. 白云区　白云区第二人民医院、白云区中医医院、白云区第一人民医院、金沙街社区卫生服务中心、南方医科大学南方医院等。

7. 萝岗区　萝岗区中医医院、萝岗区红十字会医院、萝岗区永和街社区卫生服务中心等。

8. 南沙区　南沙医院、东莞市横沥医院等。

9. 番禺区　广州市番禺中心医院、番禺区沙头街社区卫生服务中心、番禺区中医院等。

10. 花都区　花都区疾病预防控制中心、花都区第二人民医院、花都区花山医院、花都区北兴医院等。

（叶云凤　董晓梅）

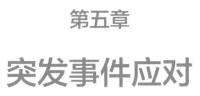

第五章

突发事件应对

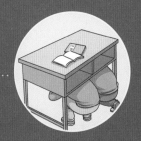 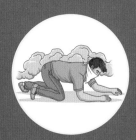 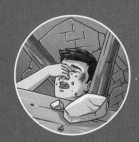

突发事件，是指突然发生，造成或者可能造成严重社会危害，需要采取应急处置措施予以应对的自然灾害、事故灾难、公共卫生事件和社会安全事件。按照社会危害程度、影响范围等因素，自然灾害、事故灾难、公共卫生事件分为特别重大、重大、较大和一般四级。

第一节 ｜ 地震

地震又称地动、地振动，是地壳快速释放能量过程中造成的振动，其间会产生地震波的一种自然现象。地球上板块与板块之间相互挤压碰撞，造成板块边沿及板块内部产生错动和破裂，是引起地震的主要原因。地震常常造成严重人员伤亡，能引起火灾、水灾、有毒气体泄漏、细菌及放射性物质扩散，还可能造成海啸、滑坡、崩塌、地裂缝等次生灾害，属于突发事件中自然灾害类。

教学目的
- 熟练掌握地震时的逃生及自救互救措施

教学方法
- 以理论讲解、派发知识手册、避震模拟演练操作为主
- 以视频、电影观看为辅

学时安排
- 1学时（45分钟）

教学重点
- 避震措施

教学难点
- 自救互救措施

2008年5月12日，我国四川省阿坝州汶川县发生里氏8.0级地震，灾情惨重。我国是一个多地震的国家，突发性的地震灾害严重威胁着人民的生命财产安全。人类现在虽然还不能准确地预报地震，但可以采取其他方法来减轻地震造成的损失，增加防震减灾意识

和提高正确应对地震灾害的技能就是其中之一。如果我们每一个人都能熟练地掌握应急避险和自救互救的知识和技能，一旦遇到地震灾害，就可以迅速有效地采取正确的应对措施，最大限度地保护自己，挽救生命。

一、地震先兆

地震的预警仍然是人类科学的难题之一，目前还不能完全准确地预测地震的发生及其震级强度。有历史记载以来，有些地震发生前会出现一些异常的自然现象，甚至可以被人类感知，人们喜欢把这些自然现象称之为地震先兆（图 5-1）。但是，这些异常现象是很复杂的，其发生却并不一定是由地震直接引起。所以，地震先兆只是作为地震群测群防中比较容易普及的方法被提出，并不是地震发生的必然现象。一旦发生这些现象，不要轻易作出发生地震的结论，更不要惊慌失措，而应当记住异常现象发生的时间、地点和有关情况，保护好现场，向地震部门报告，让地震专业人员调查核实事情的真相，切勿以讹传讹。

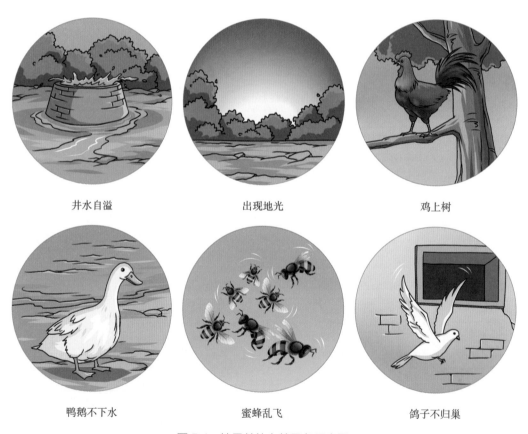

井水自溢　　　　　　　　出现地光　　　　　　　　鸡上树

鸭鹅不下水　　　　　　　蜜蜂乱飞　　　　　　　　鸽子不归巢

图 5-1　地震前的自然异象示意图

1. 地下水的变化　地震前，由于地下岩层受到挤压或拉伸，使地下水位下降或上升；或地壳深部某些气体和某些物质随水溢出，而使地下水冒泡、翻油花、发浑、变味等。

2. 动物异常反应　由于动物的某些感觉器官功能比人要灵敏得多，在地震发生前，一些动物可出现异常动作，人们可凭此预测是否发生地震。例如海洋中水母能预报风暴，老鼠能事先躲避矿井崩塌或有害气体的侵入，狗会狂叫不止等。

3. 其他异常　如出现地震云、地动、地鼓等异常现象。

二、地震的危害

由于地震突然降临，来势凶险，往往人们还没有反应过来，地震就已经对人造成了伤害，而且房屋倒塌、水管断裂、电线破坏均在瞬间发生。因此地震对人的伤害种类多，伤情复杂。

1. 窒息　人被埋在废墟中，胸部被压迫导致呼吸微弱或者呼吸心跳停止。

2. 外伤　一般外伤、出血、骨折、脑震荡、脊柱损伤、胸腹损伤或者全身多处联合伤。

3. 出现脱水、饥饿　受困人员在长时间得不到及时的救治时，就会出现脱水、饥饿、电解质紊乱等。

4. 精神失常　地震突然降临，使人猝不及防，导致人的精神压力过大，容易出现应激障碍综合征，表现为烦躁不安、神志恍惚、目光呆滞、精神抑郁等心理障碍。

5. 次生灾害　火灾、水灾、泥石流、滑坡、煤气泄漏、瘟疫等。

三、避震原则和要点

（一）避震原则

1. 不要惊慌　在大地震来临时，要保持镇静，避免惊慌。要克服"惊呆"和"惊逃"两种不良反应。地震时严重伤亡的众多事例，大多是慌忙向外奔跑所致。

2. 伏而待定　要保持镇静，迅速躲到附近最安全的地方，这是从历史的经验和血的教训中总结出来的。

3. 定后转移　在主震之后相对平静的一段时间内，迅速离开藏身之处，转移到更安全的地方。

（二）避震要点

1. 建立家庭地震应急预案　每个家庭可根据不同情况，制订适合自己的地震应急预案。

2. 清理楼道，腾空床下　平时应将居民楼楼道内的杂物清理干净，并把室内床下腾空，以备紧急避震之用。

3. 枕头和坐垫的妙用　枕头、沙发坐垫等都是地震时护身的良好"头盔"，避震时可顺手拿其作为护头、护身工具，以免被砸伤（图5-2A）。

4. 地震应急包 平时准备地震应急包，并写上亲友联系方式，以备地震时使用。包内物品应定期更换（图5-2B）。

5. 燃气阀门与电闸 知道燃气阀门及电闸如何使用，平时注意更新保护，使其灵活好用。在家中感到地震时，应尽可能地关闭燃气和电源，避免次生灾害（图5-2C）。

6. 加固悬吊物品 家中悬吊物品在地震时可能掉下砸伤人（图5-2D），安装时应固定好，不用时可卸下。

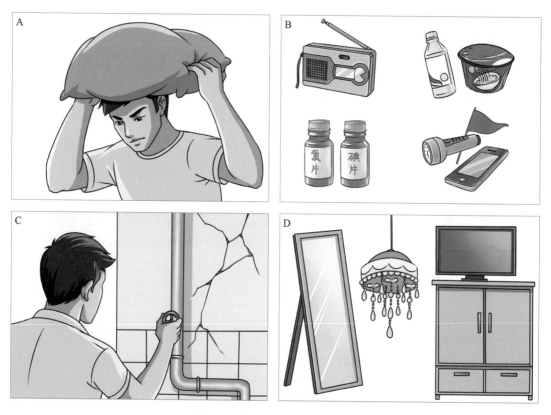

图 5-2 室内避震注意点示意图

7. 整理柜架物品 平时应将重物放在柜架下层，轻物放在上层，这样可避免柜架不稳，落下重物砸伤人。

8. 熟悉避难场所 平时应注意生活和工作周围的应急避难场所，以备地震时可以快速疏散到安全地带。

9. 避震演练 平时适当进行避震演练，以免震时慌乱造成伤亡（图5-3）。

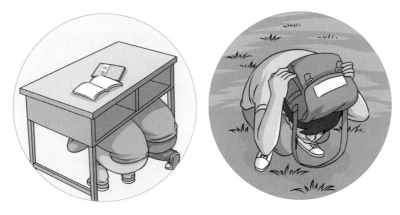

图 5-3 学校避震演习示意图

10. **大震预警** 大震前出现短暂的能预示地震即将来临的地声、地光和地动等宏观现象，叫大震预警。人们可根据这些采取正确的避震措施。

11. **认识纵波和横波** 地震的纵波会引起地面上下波动，横波会引起水平晃动。纵波的传播速度大于横波，所以地震时，纵波总是先到地面，人们先感到上下颠簸，10秒左右后才感到明显的水平晃动。横波是造成建筑物倒塌的主要原因，因此，纵波的到达预示人们应立即采取避震措施（图5-4）。

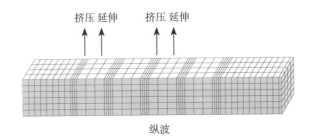

挤压 延伸 挤压 延伸

纵波

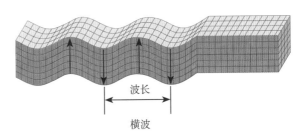

波长

横波

图 5-4 地震波示意图

12. **"伏而待定"** 当大震到来无法外逃时，应就近伏在床下、桌下和小跨度房屋等安全角落，待震后迅速撤离。这种"伏而待定"的方法，是我国古人总结出来的，在许多地震中证明确实有效。

13. **高楼避震** 如果你在家里（公寓、楼房）遇到地震，应牢记6个字：判断、躲避、疏散。一判断：判断是近震还是远震。如果是远震，看着晃动几秒钟，再去打听这次地震发生在哪里、有多大。如果是近震，首先感到上下剧烈颠动，就要立刻采取行动，绝对不能迟疑。二躲避：迅速躲在坚固的床沿旁边，卫生间、小厨房、小储藏间，内承重墙的墙角、墙根，已经固定好的大衣柜的旁边。躲避时，要用随手物件保护头部、捂住口鼻，以免砸伤大脑或被泥沙烟尘呛住。三疏散：摇晃一停止，要立刻离开住所，疏散到空旷安全地带。

地震时，应尤其注意：①不要乘电梯，地震时电梯可能严重变形而危及生命，或断电致无法逃生；②不要到阳台上，建筑物如果受损，阳台是最容易毁坏的地方；③不要到窗户或外墙边，建筑物如果受损，窗户和外墙是容易毁坏的地方；④不要找衣物或贵重物品，生命宝贵，逃生要紧；⑤不要在床上或地中央，这属于危险地带；⑥千万不要跳楼，事实证明，跳楼的伤害很大（图 5-5）。

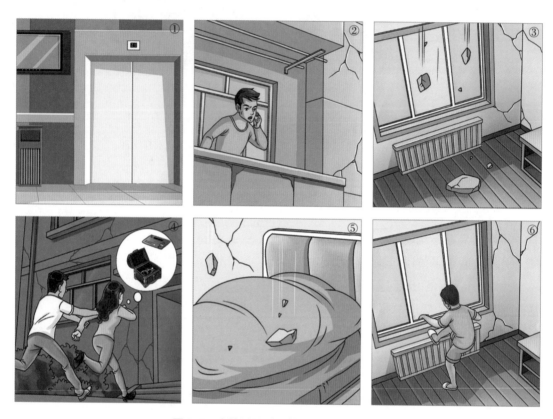

图 5-5　高楼避震时严禁 6 种行为示意图

14. 公共场所避震　体育馆和影剧院的排椅、商场的立柱和墙角等都是合适的避震处，但应避开大型超市的货架（图 5-6）。

15. 开阔地带避震　避开立交桥、狭窄的胡同、高压线、变电站、广告牌、街灯、堆料处等危险地点或危险物（图 5-7）。

16. 远离海边、山坡　在海洋和海岸发生的地震很可能发生海啸，因此地震时应立即远离海边。山区地震易发生滑坡和滚石，因此地震时应迅速离开陡峭山坡，以免伤害。

17. 小心余震　一次地震后往往有多次余震。余震也可能造成很大的伤害和损失。因此，震后应避免回家，应立即撤离到应急避难场所。

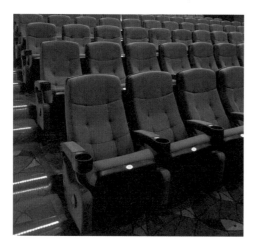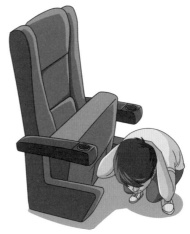

图 5-6　公共场所避震示意图

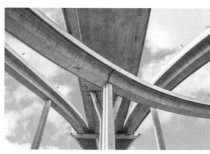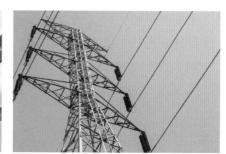

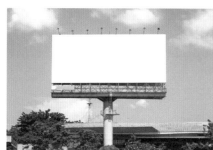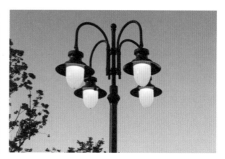

图 5-7　避开危险地点或危险物

四、自救互救

（一）震后自救

地震时如被埋压在废墟下，周围又是一片漆黑，只有极小的空间，你一定不要惊慌，要沉着，树立生存的信心，相信会有人来救你，要千方百计保护自己（图 5-8）。地震后，往往还有多次余震发生，处境可能继续恶化，为了免遭新的伤害，要尽量改善自己所处环境。此时，如果应急包在身旁，将会为你脱险起很大作用。在这种极不利的环境下，首先要保持呼吸畅通，挪开头部、胸部的杂物，闻到煤气、毒气时，用湿衣服等物捂住口、鼻；避开身体上方不结实的倒塌物和其他容易引起掉落的物体；扩大和稳定生存空间，用砖块、木棍等支撑残垣断壁，以防余震发生后，环境进一步恶化。设法脱离险境，如果找不到脱离险境的通道，尽量保存体力，当感觉到救援人员到达时，应设法引起外界救援人员的注意，用石块敲击能发出声响的物体，向外发出呼救信号，不要哭喊、急躁和盲目行动，这样会大量消耗精力和体力，尽可能控制自己的情绪或闭目休息，等待救援人员到来。如果受伤，要想方设法包扎，避免流血过多。如果被埋在废墟下的时间比较长，救援人员未到，或者没有听到呼救信号，

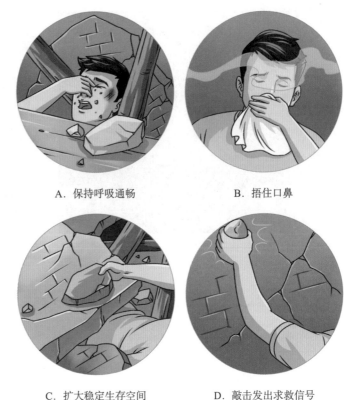

A. 保持呼吸通畅　　　　　B. 捂住口鼻

C. 扩大稳定生存空间　　　D. 敲击发出求救信号

图 5-8　地震自救示意图

就要想办法维持自己的生命，防震包的水和食品一定要节约，尽量寻找食品和饮用水，必要时自己的尿液也能起到解渴作用。因长时间未能进食，肠胃功能下降，获救后应逐渐恢复正常饮食，避免肠胃受到损坏。

（二）震后互救

震后，外界救灾队伍不可能立即赶到救灾现场，在这种情况下，为使更多被埋压在废墟下的人员，获得宝贵的生命，灾区群众积极投入互救，是减轻人员伤亡最及时、最有效的办法，也体现了"救人于危难之中"的崇高美德。抢救时间及时，获救的希望就越大。据有关资料，震后 20 分钟获救的救活率达 98% 以上，震后 1 小时获救的救活率下降到 63%，震后 2 小时还无法获救的人员中，窒息死亡人数占死亡人数的 58%。他们不是在地震中因建筑物垮塌砸死，而是窒息死亡，如能及时救助，是完全可以获得生命的。唐山大地震中有几十万人被埋压在废墟中，灾区群众通过自救、互救使大部分被埋压人员重新获得生命。由灾区群众参与的互救行动，在整个抗震救灾中起到了无可替代的作用。

⚠️ **注意
事项**

- 判断废墟下边是否有人，应注意寻找倒塌房屋的"安全三角区"。
- 仔细听废墟下方被困人员的求救声。向被埋压者家属询问可能存在的方位。
- 先近后远，先救人后埋尸体，先易后难，先浅后深，先救命后救人，先排险后救人。
- 伤员宜躺不宜坐，昏迷伤员应该侧卧或者头侧位；严密观察伤员的神志；对可疑颈椎损伤者，应避免过多移动头颈部，并利用布条、木板等制作简易颈托，以免颈椎移位，造成二次伤害。

练习：地震发生时避震措施

目的：熟悉避震措施。

物品准备：绷带、木板、绳子等。

练习说明：

1. 在教室、高层建筑或地震模拟场地模拟地震发生场景。

2. 学员分成两组，一组作为演练人员组，一组为观察员组；演练人员分别在教室、高层建筑进行发生地震时的情景演练；观察组指出不足之处；两组角色互换。

第二节 | 洪水

洪水也称"洪涝灾害",是由降雨、融雪、冰凌、风暴潮、溃坝决堤等各种自然因素以及人为因素引起的洪流和积水造成的灾害。一般包括洪灾和涝灾。洪涝灾害严重威胁着人们的生命安全,并造成巨大的财产损失,对社会经济发展产生深远的不良影响。防治洪涝灾害虽已成为世界各国保证社会安定和经济发展的重要公共安全保障事业,但根除是困难的。至今世界上洪涝灾害仍是一种影响最大的自然灾害之一。

教学目的	• 熟练掌握洪水发生后常用自救互救方法

教学方法	• 以理论讲解、派发知识手册、泳池中实际操作为主 • 以视频、电影观看为辅

学时安排	• 1学时(45分钟)

教学重点	• 在洪水中如何自救

教学难点	• 洪水中如何救助溺水者

一、洪水的危害

洪水对人伤害主要是因连降暴雨,造成特大洪水暴发,人可能被洪水卷走而淹溺死亡;其次是各类创伤,且大多伤情复杂,常常伴有复合性损伤。水灾后常见的各种损伤如下:

1. 淹溺　洪水是引起淹溺死亡的主要原因。上涨的洪水往往流速快，且携带大量的石头、树木以及其他大块物体，很容易造成水中的人员受伤。如果人们低估这种损伤，试图救人及物品，都有可能发生意外。机动车在流水中很容易熄火，或者侧滑导致车祸，致人伤亡。

2. 寒冷损伤　水温低于人体正常温度均可导致低体温，水温过低、饮酒、大风、饥饿、长时间浸泡等情况都会加剧体温下降。未被水淹的灾民也可以因为风雨天气、气温低、无避难所、缺衣少物、缺乏食物而出现体温下降。严重低温甚至会诱发凝血障碍以及心律失常。

3. 中暑　炎热夏季发生的洪灾也可能导致中暑。高气温、水源短缺、过度体力消耗都可促使发生中暑。

4. 爆炸及烧伤　洪水造成天然气运输管道或储气罐、电源线、化工厂原料罐等被破坏时，很容易发生爆炸及烧伤。另外，燃油料漂浮水面，可使火势蔓延。

5. 机械创伤　各种机械创伤在洪灾中很常见。建筑物倒塌或者其他大件物品坠落，使人受到很大的撞击并受压，出现严重的挤压伤、肢体损伤以及多发伤，甚至死亡；在灾中忙碌，重体力劳动易导致背部、膝盖和肩部损伤；修理房屋从梯子上摔下可造成坠落伤；皮肤挫裂伤也较常见。

6. 叮咬伤　洪水上涨时，家畜、老鼠、昆虫、爬行动物等开始迁徙，从而使叮咬伤增多，此时人还可能感染狂犬病或者其他动物源性传染病。

7. 公共卫生及相关疾病　上涨的水位、快速的水流及风力等灾害动能因素会导致工业区、自来水厂、食品厂遭受破坏，粪便、垃圾、化工原料等进入洪水，可严重污染水源。洪灾发生后，人畜尸体腐烂、粪尿外溢，水源污染严重，蚊蝇孳生，食物缺乏，衣被短缺，居住条件简陋拥挤、生活环境极差，灾民生活紧张、心情焦急、睡眠不足、饮食不规则，使人体抵抗力降低，易形成各种传染病的流行，且疫情往往比较复杂，给灾区民众带来更大的危害。

8. 精神障碍　失去亲人、财产、疲劳、损伤等容易使人情绪不稳，甚至会使用暴力、滥用药物，出现抑郁以及创伤后神经紧张性障碍。

二、洪水的避让方法

1. 熟悉避难路线，务必弄清洪水先淹何处，后淹何处，结合自己所处的位置和条件，冷静地选择最佳路线撤离，避免出现"人未走水先到"的被动局面。

2. 认清路标，明确撤离的路线和目的地，避免因为惊慌而走错路。再往回折返，便与其他人群产生碰撞、拥挤，产生不必要的混乱。

3. 要保持镇定的情绪。在洪灾中，避难者由于自身的苦痛、家庭的巨大损失，已经是人心惶惶，如果再受到流言蜚语的蛊惑、避难队伍中突然发出的喊叫、警车和救护车警笛的乱鸣这些外来的干扰，极易产生不必要的惊恐和混乱。

4. 确定哪里是较安全的避难所。避难所的选择不容忽视。避难所一般选择离家最近、地势较高、交通较为方便处，应有上下水设计，卫生条件较好。与外界保持良好的交通、通信联系。在城市中大多是高层建筑的平坦的楼顶，地势较高或有牢固楼房的学校、医院，以及地势高、条件较好的公园等。

5. 在高处储备一些食物、饮用水、保暖衣物及烧开水的用具。一旦洪水水位不断上涨，必须自制木筏逃生。一般可就地取材如床板、箱子、门板等，均可用来自制木筏。在登上自制木筏之前，应测试木筏能否漂浮，并应准备好食品和饮水，以及日常生活用品等。

6. 离开住宅时，注意关闭煤气或天然气开关、电源总开关，并关好门窗。

三、溺水发生后的自救互救

（一）溺水自救

1. 自己不熟悉水性意外落水，附近又无人救助时，首先应保持镇静，千万不要手脚乱蹬拼命挣扎，这样只能使体力过早耗尽、身体更快地下沉。正确的自救做法是：落水后立即屏住呼吸，踢掉双鞋，然后放松肢体等待浮出水面，因为肺脏就像一个大气囊，屏气后人的比重比水轻，所以人体在水中经过一段下落后会自动上浮。并应尽量寻找、抓住一件漂浮物如木板、树干等，以助漂浮（图5-9）。

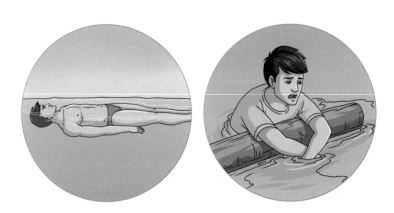

图5-9　溺水时自救示意图

当感觉开始上浮时，应尽可能地保持仰位，使头部后仰。只要不胡乱挣扎，人体在水中就不会失去平衡。这样你的口鼻将最先浮出水面可进行呼吸和呼救。呼吸时尽量用嘴吸气、用鼻呼气，以防呛水。

只要能维持口鼻略浮出水面能进行呼吸和呼救就可以了，以平静的心态等待救援者到来。千万不要试图将整个头部伸出水面，这将是一个致命的错误，因为对于不会游泳的人来说将头伸出水面是不可能的，这种必然失败的做法将使落水者更加紧张和被动，从而使整个自救者功亏一篑。当救助者出现时，落水者只要理智还存在，绝不可惊慌失措去抓救助者的手、腿、腰等部位，一定要听从救助者的指挥，让他带着你游上岸。否则不仅自己不能获救，反而连累救助者的性命。

2. 对于会游泳的人发生溺水多是遇到了意外，手足抽筋是最常见的。主要是由于下水前准备活动不充分、水温偏低或长时间游泳过于疲劳等原因。小腿抽筋时会感到小腿肚子突然发生痉挛性疼痛，此时可改用仰泳体位，先用单手抓住患者的踇趾向背屈方向牵拉，然后按捏患侧腿肚子，即可缓解；若手腕部肌肉痉挛，可将手指上下屈伸，另一只手辅以按捏即可。经过长时间游泳自觉体力不支时，可改为仰泳，用手足轻轻划水即可使口鼻轻松浮于水面之上，调整呼吸、全身放松，稍作休息后游向岸边或浮于水面等待救援。

相反，心慌意乱会造成周身肌肉的紧张，体力过早耗尽而发生溺水。在湖泊之中游泳时，由于对水情不熟，一旦发生水草缠足的情况，可深吸一口气潜入水下，迅速将缠足的水草解脱，然后循来路退回，不可继续深入。而在江河之中游泳，有时会遇到巨大的漩涡，此时应以最快的速度沿其切线方向游离漩涡中心，而千万不能采取直立踩水姿势以防被强大的漩涡吸入水下。万一被卷入水下，也应在入水前深吸一口气争取以潜泳在水下奋力一拼，此时顽强的救生意识是你获救的唯一希望。

（二）溺水互救

1. 急救者跳入水中后，从溺水者身后靠近，拉住溺水者，再推其靠岸，不可迎面接近溺水者，以防被溺水者抱住不放。迅速从溺水者身后托其头部或者用手经腋下伸过并握住其右手，采用侧泳或仰泳的方式救出水面（图5-10）。

2. 将溺水者救上岸后，先立即用手指（有条件者可将手指缠上清洁的手帕）将其口内的泥沙、污物等清除掉，以保持呼吸道通畅。再立即"倒水"抢救：抱起伤员的腰腹部，使其背朝上、头下垂进行倒水；或者抱起伤员双腿，将其腹部放在急救者肩上，快步奔跑使积水倒出；或者急救者跪地，溺水者腹部置于大腿上，压其背部，迫使呼吸道

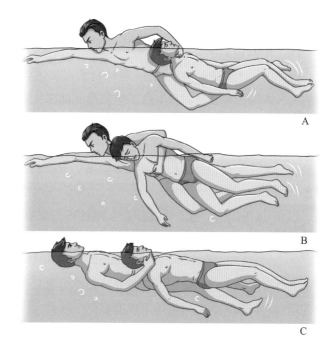

图5-10　溺水时互救示意图

和胃内水排出，勿压迫腹部，以免水从胃逆流入呼吸道。若倒水效果不好，应立即停止。倒水后，再次清除溺水者口鼻内的污泥、杂草、呕吐物，使其呼吸道畅通（图 5-11）。

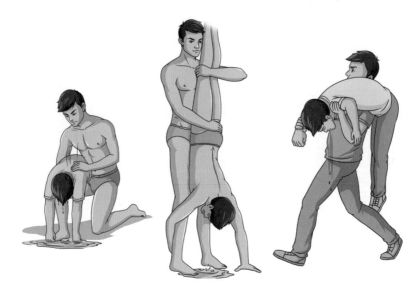

图 5-11 "倒水"抢救示意图

3. 如检查发现溺水者心搏呼吸骤停，应立即进行现场心肺复苏。

4. 溺水者如有外伤、出血时，即按外伤救护原则处理。

四、洪水过后的防疫

俗话说"大灾之后有大疫"，各种自然灾害之后都会产生一些次生灾害，从而严重威胁到灾区人民的身心健康和生命安全，因此加强灾后的卫生防疫工作至关重要。

（一）洪水后的传染病流行特点

1. 发病速度快　由于灾后生活卫生条件急剧恶化，个人抵抗力下降，易感染各种传染病，一旦发生很快就流行，发病率急剧上升，1 个月左右达到高峰，因此防病措施要及时跟上。

2. 传播速度快　通常受灾群众会被统一安置在空旷的大型避难建筑内，便于人员管理和救治。但这也给传染病的快速传播创造了条件。

3. 控制传播媒介可有效控制传染病　灾后传染病的流行多以肠道、呼吸道传染病为主。人体排泄物的卫生管理、食物充分加热可有效控制肠道传染病的发生；加强安置场所内的通风可有效控制呼吸道传染病的蔓延。

（二）注意个人卫生及灾区防疫工作

1. 个人卫生六要　①水中要加消毒片；②开水要煮沸 5 分钟；③饭前便后要洗手；

④衬衣内裤要干净；⑤被子褥子要勤晒；⑥有病要及时找医生。

2. 个人卫生六不要　①不要生吃海鲜、水产品；②不要用污水洗瓜果、碗筷；③不要吃死的家禽家畜；④不要举行聚餐活动；⑤不要随地大小便；⑥不要到河沟、池塘中涉步或洗澡。

3. 环境卫生六动手　①清除临时住所周围的粪便、污物；②修建临时厕所，厕内要加生石灰；③保护水源卫生，不在周围洗衣洗物；④废弃物集中堆放，妥善处理垃圾、污物；⑤人畜分离，家禽家畜要圈养；⑥及时消毒，深埋死家禽老鼠。

练习：溺水自救和互救 ···

目的：熟悉溺水如何自救和互救。

物品准备：泳池、木杆、绳子、游泳圈、模拟人等。

练习说明：

1. 在泳池里模拟溺水发生场景。

2. 学员分成两组，一组作为演练人员组，一组为观察员组；演练人员分别在泳池中、泳池外进行自救互救演练；观察组指出不足之处；两组角色互换。

第三节 | 泥石流

泥石流是产生于山区的一种严重的地质灾害（自然灾害类），它是由暴雨、冰雪融水等水源激发的、含有大量泥沙石块的特殊洪流，又称山洪泥流。泥石流中固体物质的体积含量一般超过 15%，最多可达 70% ~ 80%，是碎屑与水组成的高容重两相混合流体。其特征是突然暴发，混浊的流体沿着陡峻的山沟前推后拥，在很短的时间内将大量泥沙石块冲出沟外，在宽阔的堆积区横冲直撞、漫流堆积，常常给人类生命财产安全造成极大的危害。在我国，泥石流每年都造成数以亿元计的经济损失和几百甚至上千人的伤亡，为世界上泥石流灾情最严重的国家之一。

教学目的
- 掌握野外住宿选址方法
- 熟悉泥石流暴发前迹象
- 掌握泥石流暴发时如何逃生

教学方法
- 以理论讲解、派发知识手册、模拟演练操作为主
- 以视频、电影观看为辅

学时安排
- 1 学时（45 分钟）

教学重点
- 泥石流暴发前的迹象

教学难点
- 泥石流来临时的自救互救措施

一、泥石流对人体的伤害

泥石流对人体造成的伤害可以分为直接伤害和间接伤害。直接伤害主要由于直接泥石流接触而产生的后果，包括淹溺、漂浮物撞击伤、化学物质沾染、低体温等。间接伤害主要是由于泥石流造成的继发危险因素所造成的伤害，包括传染病、营养不良、贫困相关疾病、灾民相关疾病。

泥石流造成的危害按照时间顺序还可以分为急性期（泥石流清理前）损伤、中期（恢复期）损伤、长期（重建期）损伤。即刻损伤主要包括淹溺、外伤、低体温、动物咬伤以及在处理伤员的过程中由于缺乏医务人员、缺乏基础设施、缺乏药品和其他方面而造成的损伤加重。在中期主要是伤口感染、创伤并发症、中毒、精神疾患、传染病、饥饿。长期的损伤包括慢性疾病、残疾、贫困相关疾病如营养不良等。

二、泥石流应急要点

1. 泥石流发生前的迹象　河流突然断流或水势突然加大，并夹有较多柴草、树枝；深谷或沟内传来类似火车轰鸣或闷雷般的声音；沟谷深处突然变得昏暗，并有轻微震动感等。

2. 去山地户外游玩时，要选择平整的高地作为营地，尽可能避开河（沟）道弯曲的凹岸或地方狭小高度又低的凸岸。

3. 切忌在沟道处或沟内的低平处搭建宿营棚。当遇到长时间降雨或暴雨时，应警惕泥石流的发生。

4. 发现有泥石流迹象，应立即观察地形，向沟谷两侧山坡或高地跑。

5. 逃生时，要抛弃一切影响奔跑速度的物品。

6. 不要躲在有滚石和大量堆积物的陡峭山坡下面。

7. 不要停留在低洼的地方，也不要攀爬到树上躲避。

三、自救互救措施

1. 滑坡来临前山坡有何变化？　土质滑坡张开的裂缝延伸方向往往与斜坡延伸方向平行，弧形特征较为明显，其水平扭动的裂缝走向常与斜坡走向直接相交，并较为平直。岩质滑坡裂缝的展布方向往往受到岩层面和节理面的控制。当地面裂缝出现时，有可能发生滑坡。

注意事项

一定不要：认为山坡出现裂缝为正常现象或者根本不在乎。

2. 滑坡到来前周围事物有哪些变化？　当斜坡局部沉陷，而且该沉陷与地下存在的洞室以及地面较厚的人工填土无关时，将有可能发生滑坡。山坡上建筑物变形，而且变形构筑物在空间展布上具有一定的规律，将有可能发生滑坡。泉水、井水的水质浑浊，原本干燥的地方突然渗水或出现泉水蓄水池大量漏水时，将有可能发生滑坡。地下发生异常响声，同时家禽、家畜有异常反应，将有可能发生滑坡。

注意
事项

一定不要：惊慌失措，做出错误判断；错误地将其他因素干扰带来的异常视为滑坡来临的前兆。

3. 如何选择临时避灾场地？　提前搬迁到安全场地是防御滑坡灾害的最佳办法。应在滑坡隐患区附近提前选择几处安全的避难场地。避灾场地应选择在易滑坡两侧边界外围。在确保安全的情况下，离原居住处越近越好，交通、水、电越方便越好。

注意
事项

一定不要：将避灾场地选择在滑坡的上坡或下坡；不经全面考察，从一个危险区搬迁到另一个危险区。

4. 滑坡过后，如何面对矗立的房屋？　仔细检查房屋各种设施是否遭到损坏。在重新入住之前，应注意检查屋内水、电、煤气等设施是否损坏，管道、电线等是否发生破裂和折断，如发现故障，应立刻修理。

注意
事项

一定不要：没有仔细进行水、电、煤气安全检查便进入房屋内生活。

5. 滑坡发生时，身处非滑坡山体区怎么办？　及时报告对减轻灾害损失非常重要。不要慌张，尽可能将灾害发生的详细情况迅速报告相关政府部门和单位。做好自身的安全防护工作。

注意
事项

一定不要：认为与自己无关，不予报告；只身前去抢险救灾。

6. 正处在滑坡的山体上怎么办？ 沉着冷静，不要慌乱。向滑坡方向的两侧逃离，并尽快在周围寻找安全地带（图 5-12）。当无法继续逃离时，应迅速抱住身边的树木等固定物体。

注意
事项

一定不要：逃离时朝着滑坡方向跑；不知所措。

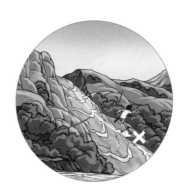

图 5-12 遭遇泥石流时的逃跑方向示意图

7. 驱车从发生滑坡地区经过时应怎么办？ 严密观察，注意安全行驶。注意路上随时可能出现的各种危险，如掉落的石头、树枝等。查看清楚前方道路是否存有塌方、沟壑等，以免发生危险。

注意
事项

一定不要：不探明情况，便驱车通过；刚刚发生滑坡，便通过此地区。

8. 发生滑坡后应该怎样做？ 不要再闯入已经发生滑坡的地区找寻损失的财物。可以马上参与营救其他遇险者。不要在滑坡危险期未过就回发生滑坡的地区居住，以免再次滑坡发生带来危险。滑坡已经过去，在确认自家的房屋远离滑坡区域、完好安全后，方可进入生活。

一定不要：滑坡停止后，立刻回家检查情况；忽视滑坡会连续发生的危险性。

9. 抢救被滑坡掩埋的人和物时应注意什么？　应从滑坡体的侧面进行挖掘。将滑坡体后缘的水排干。先救人，后救物。

一定不要：从滑坡体下缘开挖，这会使滑坡加快；只顾自家，不顾他人。

10. 野外露宿时怎样避免遭遇滑坡？　野外露宿时避开陡峭的悬崖和沟壑，避开植被稀少的山坡。非常潮湿的山坡也是滑坡的可能发生地区。

一定不要：在已出现裂缝的山坡宿营；在余震多发时期进入滑坡多发区。

11. 当山体崩滑时如何逃生？　遇到山体崩滑时，可躲避在结实的遮蔽物下，或蹲在地坎、地沟里。应注意保护好头部，可利用身边的衣物裹住头部。

一定不要：顺着滚石方向往山下跑；没有保护头部。

12. 外出时如何避免遭遇滑坡？　尽量避免在震后前往滑坡多发地区。非要外出时，一定要远离滑坡多发区。

一定不要：余震未停便随意外出；不在意滑坡的前兆。

13. 在易发生滑坡地区如何选择房屋？　检查房屋及周围物体的变化非常重要。检查房屋地下室的墙上是否存有裂缝、裂纹。观察房屋周围的电线杆是否有朝向一方倾斜的现象。房屋附近的柏油马路是否已发生变形。

一定不要：住进房屋前不做任何检查；错把人为原因造成的门、墙裂缝以及电线杆倾斜当作滑坡前兆。

14. 如何选择撤离路线？　必须经过实地勘察，确定正确的撤离路线。由地质专家实地进行考察勘测后再行撤离。

一定不要：慌不择路，进入危险区；不听从统一安排，自择路线。

15. 泥石流到来前有何征兆？　连续长时间降雨后，可能会发生泥石流。暴雨过后山谷中若出现雷鸣般的声响，预示将会有泥石流发生。发现河谷里已有泥石流形成，应及时通知大家转移。在逃离过程中，应照顾好老弱病残者。

一定不要：暴雨时在山谷中行走；听到山谷中有声响而不在乎。

16. 野外露宿时如何避免遭遇泥石流？　千万不要在山谷和河沟底部露宿。露宿时避开有滚石和大量堆积物的山坡下面。可露宿在平整的高地（图 5-13）。

一定不要：在山谷中露宿；在有大量堆积物的山坡下避风、休息；在河滩上露宿。

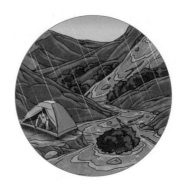

图 5-13　野外露宿点选择示意图

四、预防措施

1. **房屋不要建在沟口和沟道上**　受自然条件限制，很多村庄建在山麓扇形地上。山麓扇形地是历史泥石流活动的见证，从长远的观点看，绝大多数沟谷都有发生泥石流的可能。因此，在村庄选址和规划建设过程中，房屋不能占据泄水沟道，也不宜离沟岸过近；已经占据沟道的房屋应迁移到安全地带。在沟道两侧修筑防护堤和营造防护林，可以避免或减轻因泥石流溢出沟槽而对两岸居民造成的伤害。

2. **不能把冲沟当作垃圾排放场**　在冲沟中随意弃土、弃渣、堆放垃圾，将给泥石流的发生提供固体物源、促进泥石流的活动；当弃土、弃渣量很大时，可能在沟谷中形成堆积坝，堆积坝溃决时必然发生泥石流。因此，在雨季到来之前，最好能主动清除沟道中的障碍物，保证沟道有良好的泄洪能力。

3. **保护和改善山区生态环境**　泥石流的产生和活动程度与生态环境质量有密切关系。一般来说，生态环境好的区域，泥石流发生的频度低、影响范围小；生态环境差的区域，泥石流发生频度高、危害范围大。提高小流域植被覆盖率，在村庄附近营造一定规模的防护林，不仅可以抑制泥石流形成、降低泥石流发生频率，而且即使发生泥石流，也多了一道保护生命财产安全的屏障。

4. **雨季不要在沟谷中长时间停留**　雨天不要在沟谷中长时间停留；一旦听到上游传来异常声响，应迅速向两岸上坡方向逃离。雨季穿越沟谷时，先要仔细观察，确认安全后再快速通过。山区降雨普遍具有局部性特点，沟谷下游是晴天，沟谷上游不一定也是晴天，"一山分四季，十里不同天"就是群众对山区气候变化无常的生动描述，即使在雨季的晴天，同样也要提防泥石流灾害。

5. 泥石流监测预警　监测流域的降雨过程和降雨量（或接收当地天气预报信息），根据经验判断降雨激发泥石流的可能性；监测沟岸滑坡活动情况和沟谷中松散土石堆积情况，分析滑坡堵河及引发溃决型泥石流的危险性，下游河水突然断流，可能是上游有滑坡堵河、溃决型泥石流即将发生的前兆；在泥石流形成区设置观测点，发现上游形成泥石流后，及时向下游发出预警信号。

对城镇、村庄、厂矿上游的水库和尾矿库经常进行巡查，发现坝体不稳时，要及时采取避灾措施，防止坝体溃决引发泥石流灾害。

五、灾后防疫

1. 常见疾病　发生泥石流以后，灾区的卫生条件差，特别是饮用水的卫生难以得到保障，首先要预防的是肠道传染病，如霍乱、伤寒、痢疾、甲型肝炎等。另外，人畜共患疾病和自然疫源性疾病也是洪涝期间极易发生的，如鼠媒传染病（钩端螺旋体病、流行性出血热）、寄生虫病（血吸虫病）、虫媒传染病（疟疾、流行性乙型脑炎、登革热）等。灾害期间还常见皮肤病，如浸渍性皮炎、虫咬性皮炎、尾蚴性皮炎。意外伤害有溺水、触电、中暑、外伤、毒虫咬螫伤、毒蛇咬伤、食物中毒、农药中毒等。

2. 泥石流后卫生注意事项　泥石流和水灾后易出现疫情，灾区群众应注意预防传染病。注意饮食和饮水卫生，养成良好的生活习惯是预防传染病的关键。灾区群众要把好"病从口入"关，不要喝生水，饭前便后要洗手，不用脏水漱口或洗瓜果蔬菜，不要食用发霉、腐烂的食物，淹死、病死的家禽家畜要深埋，掌握"勤洗手、喝开水、吃熟食、趁热吃"防病口诀。

同时要注意搞好环境卫生，不要随地大小便，及时清理粪便和垃圾，不能直接用手接触死鼠及其排泄物；此外，室外活动时要尽量穿长衣裤，扎紧裤腿和袖口，防止蚊虫叮咬，暴露在外的皮肤可涂抹驱蚊剂。灾区群众要积极配合卫生防疫人员的消毒工作，在外劳动时应注意防止皮肤受伤。

第四节 | 暴雨

暴雨，从字面意思上可以看出，是指降雨强度和降雨量相当大的雨。我国除个别地区外，统一规定，24 小时降水量为 50 毫米或以上的雨称为"暴雨"。我国暴雨多出现在夏半年的 4 ~ 9 月，但不同地域暴雨多发时段是不同的。南方地区雨季时间长，如珠江流域和长江流域 5 ~ 8 月均为暴雨多发月，各月暴雨日数相差不大；北方地区雨季短，暴雨多出现在 7、8 月份，其他月份暴雨很少或不出现。暴雨最多月在南北方也不同，南方多在 6 月，而北方则在 7 月。我国大部分地区都有暴雨发生，但主要出现在东南部地区。淮河流域及其以南地区以及四川东部、重庆等地平均每年暴雨日超过 3 天，海南、广东、广西东部、福建南部、江西北部、安徽南部、浙江西部、云南南部有 5 ~ 10 天，这些地方是我国暴雨多发区；东北、华北、西北东部年暴雨日一般在 3 天以下，呼和浩特、银川、兰州一线以西地区暴雨极少发生。

教学目的
- 熟悉暴雨预警
- 掌握暴雨中避险方法及注意事项

教学方法
- 以理论讲解、派发知识手册、模拟演练操作为主
- 以视频、电影观看为辅

学时安排
- 1 学时（45 分钟）

教学重点
- 暴雨中避险方法及注意事项

教学难点
- 溺水自救与互救
- 行车时被困水中自救措施

一、暴雨分级

暴雨按其降水强度大小又分为三个等级，即 24 小时降水量为 50 ~ 99.9 毫米称"暴雨"、100 ~ 249.9 毫米为"大暴雨"、250 毫米以上称"特大暴雨"。但由于各地降水和地形特点不同，所以各地暴雨洪涝的标准也有所不同。

在业务实践中，又可按照发生和影响范围的大小将暴雨划分为：局地暴雨、区域性暴雨、大范围暴雨、特大范围暴雨。

局地暴雨历时仅几个小时或几十个小时，一般会影响几十至几千平方千米，造成的危害较轻。但当降雨强度极大时，也可造成严重的人员伤亡和财产损失。

区域性暴雨一般可持续 3 ~ 7 天，影响范围可达 10 万 ~ 20 万平方千米或更大，灾情为一般，但有时因降雨强度极强，可能造成区域性的严重暴雨洪涝灾害。

特大范围暴雨历时最长，一般都是多个地区内连续多次暴雨组合，降雨可断断续续地持续 1 ~ 3 个月，雨带长时期维持。特大暴雨是一种灾害性天气，往往造成洪涝灾害和严重的水土流失，导致工程失事、堤防溃决和农作物被淹等重大的经济损失。特别是对于一些地势低洼、地形闭塞的地区，雨水不能迅速宣泄造成农田积水和土壤水分过度饱和，会造成更多的灾害。

暴雨来临之前，气象部门会向社会发布预警信号，按照由弱到强的顺序，暴雨预警信号分为四级，分别以蓝色、黄色、橙色、红色表示。这四级预警信号有各自的具体标准。

暴雨蓝色预警表示 12 小时内降雨量将达 50 毫米以上，或者已达 50 毫米以上且降雨可能持续（图 5-14）。

暴雨黄色预警表示 6 小时内降雨量将达 50 毫米以上，或者已达 50 毫米以上且降雨可能持续（图 5-15）。

暴雨橙色预警表示 3 小时内降雨量将达 50 毫米以上，或者已达 50 毫米以上且降雨可能持续（图 5-16）。

暴雨红色预警表示 3 小时内降雨量将达 100 毫米以上，或者已达 100 毫米以上且降雨可能持续（图 5-17）。

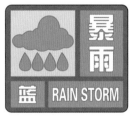
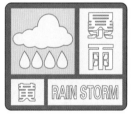

图 5-14 暴雨蓝色预警　图 5-15 暴雨黄色预警

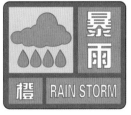
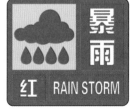

图 5-16 暴雨橙色预警　图 5-17 暴雨红色预警

二、暴雨的危害

暴雨是中国主要气象灾害之一,其危害主要包括洪灾和涝渍灾。长时间的暴雨容易产生积水或径流淹没低洼地段,造成洪涝灾害。据 1950—1999 年资料统计,中国平均每年洪涝灾面积为 942.4 万公顷(1 公顷 =0.01 平方千米),严重洪涝年份农田受灾面积可达 1 300 万公顷以上。暴雨是一种影响严重的灾害性天气,它来得快,雨势猛,尤其是大范围持续性暴雨和集中的特大暴雨,会导致山洪暴发,江河横溢,房屋被冲塌,农田被淹没,交通和电信中断,甚至还会引起次生灾害如山体滑坡、山泥倾泻,会给国民经济和人民的生命财产带来严重危害。暴雨尤其是大范围持续性暴雨和集中的特大暴雨,不仅影响工农业生产,而且可能危害人民的生命,造成严重的经济损失。

随着经济的不断发展,城市中建设越来越多的高楼大厦、柏油马路、城市广场、立交桥、停车场等,市区内的裸露土地越来越少,一旦下起雨来,雨水很难渗入地下。遇到大雨、暴雨,雨水来不及通过下水道流走,就形成径流,汇积成了积水,特别是在市区内地势比较低的地区。虽然现在许多现代化城市,包括我国新建的不少城市都有比较现代化的排水和下水管道系统,但遇到降雨量过大时,仍然会发生排水不及形成积水,同样的情况国外许多现代化的都市也难以避免。积水的多少与降雨的强度、降水量的大小以及下水管道系统的设计有很大关系。

城市积水首先危害的是城市交通,即便是 20 分钟的暴雨也能使公路立交桥下造成严重积水,导致涉水车辆的熄火,就可能形成交通的堵塞。更为严重的积水就可能使城市的街道、民房、商业用房、仓库、地下停车场、工厂、机关、学校等受到影响,其所造成直接经济损失是巨大的。现代化城市人口密集,商业区集中,受危害严重,如果处置不当或救助不及时还可能造成人员的伤亡。

三、暴雨天气中自救互救

1. 密切关注气象部门的暴雨预警,及时采取相应避险措施。

蓝色预警:暴雨来临时,最好待在屋里,远离窗户;在室外不要在大树底下避雨,不要拿着金属物品及接打手机,以防雷击。

黄色预警:尽量避免车辆在积水中行驶;检查城市、农田、鱼塘排水系统,采取必要的排涝措施。

橙色预警和红色预警:暴雨可能已经或即将导致江河湖泊水位上涨、地面交通中断、输电线路中断等灾害;应立即寻找安全建筑躲避,等待降雨停止。

2. 屋内避险 拔掉电话线、电视天线。暴雨来临时,最好待在屋里,远离窗户。切忌利用电梯逃生,因为电梯在暴雨中很可能停止运行。不过待在房屋中要时刻注意煤气泄漏,关掉煤气和电路,假如看到火苗,要迅速离开房屋。如果打雷,不要看电视、上网,应拔掉电源和电话线及电视天线等可能将雷击引入的金属导线。此外,在雷雨天气不要使用太阳能热水器洗澡。另外，可采取"小包围"措施，如砌围墙、大门口放置挡水板、配置小型抽水泵等。一旦雨水持续暴涨，须就近迅速向山坡、高地、楼房、避洪台等转移，或者立即爬上屋顶、楼房高层、大树等高的地方暂避，等待水势下降或者外界救援。

3. 雨中行人避险　应尽量不再赶路，并尽快到地势较高的建筑物中暂时避雨，不要在涵洞、立交桥低洼处、较高的墙体、树木下避雨。

下大暴雨时，排水管可能从明流变成有压流，容易把井盖顶开，此时水面上会形成漩涡，行人应注意路面情况。

暴雨期间电线杆可能会有漏电情况，使得周围水体带电。应避开灯杆、电线杆、变压器及附近的树木等有可能连电的物体。但水体电场是一个向外衰减的电场，越远离危险越小。如脚下感到发麻，应立刻止步后退。若看到有人触电倒入水中，不要无绝缘保护就进入水中救人，可以找带钩的长杆将人带出带电区域。

注意路边防汛安全警示标志，不要靠近路沿石行走。

骑自行车注意观察，缓慢骑行，遇见情况早下车，尽量避开有积水的路面。

乘坐电车时应注意：车辆进站后，开启车门前切勿与车身发生接触。发现车辆漏电，原地不动，等待驾驶员断电后有序下车，下车时应双脚同时落地。

避免户外雷击可采取以下措施：遇到突然的雷雨，可以蹲下，降低自己的高度，同时将双脚并拢，以减少跨步电压带来的危害；不要在大树底下避雨；不要在水体边（江、河、湖、海、塘、渠等）、洼地及山顶、楼顶上停留；不要拿着金属物品及接打手机；不要触摸或者靠近防雷接地线、自来水管、家用电器的接地线。

4. 溺水自救互救　见第四章第七节。

5. 行车中遇暴雨如何避险？　打开汽车小灯，握好方向盘，小心驾驶，注意行人，低速行驶，慎用制动，因轮胎附着系数低，制动距离会更长，极易出事。遇特大暴雨时，千万不要冒险行驶，应选择较高的安全地带停车。不熟悉的路况，不了解积水深度，不要轻易地让汽车涉水。千万不能急加速，这样飞溅的雨水容易被进气管吸入，造成损伤。应尽量放慢车速，小油门谨慎前行。打雷时，要关好门窗，待在车内。如不小心车子进水熄火后，千万不能再进行启动，否则发动机将"报销"。而应尽快联系保险公司，并通知施救。也可请路人帮忙，将汽车从水中推出来，尽快进行修理。如紧急需出车，遇有暴雨必须行驶，则应采取必要的防护措施：先将空气滤清器拆下或将进气软管抬高，或将排气管用橡胶软管接高。使汽车的进、排气口尽量远离水面，减少发动机进水的可能性。行车时，应尽量躲避对方来车行驶时所涌起的水浪，必要时可停车让对方汽车先通过。当水淹没高度达到车轮半径时，应尽量避免让汽车涉水。采用挂低挡、少加油、慢而匀速行驶的方法通过。

如果在水中被困车内时可采取以下措施脱险：解开安全带，解车门安全锁，立即完全打开车窗，安定情绪，进行深呼吸。车辆入水后，水会快速涌进车内，这时水压非常大，车内的人很难打开车门逃生。只有当车内充满了水，车门两侧压力相等时，才有可能打开门。如果没有及时开窗，可以通过破窗锤来击碎车窗玻璃，让水尽快进入车内，增加逃生机会。此外，须注意，猛踢、手握钥匙、用手机砸等方式无法有效地打破玻璃。打开车门后，尽快向旁边游开（图 5-18）。

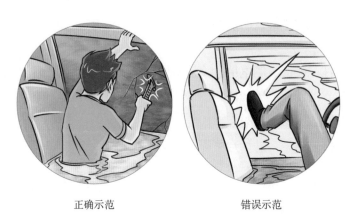

正确示范　　　　　　　　　错误示范

图 5-18　行车被困水中逃生自救示意图

6. 躲避山洪　暴雨也可能会导致山洪暴发，在这种情况下应注意以下几点：保持冷静，尽快向上或较高地方转移；不要沿着行洪道方向跑，而要向两侧快速躲避；千万不要轻易涉水过河；如被山洪困在山中，应及时与当地有关部门取得联系，或发出求救信号，寻求救援。

四、暴雨后卫生防疫

暴雨后一些地区卫生条件差，特别是饮用水的卫生难以得到保障，要预防的是肠道传染病，如霍乱、伤寒、痢疾、甲型肝炎等。人畜共患疾病和虫媒传染病也是洪涝期间极易发生的，如钩端螺旋体病、流行性出血热、血吸虫病、疟疾、流行性乙型脑炎等。同时，皮肤病不容忽视，如浸渍性皮炎、虫咬性皮炎、尾蚴性皮炎等。因此做好暴雨过后的卫生防疫非常必要。

室外防疫要点：做好粪便管理，及时修复被洪水淹没的公厕、垃圾收集站点的设施，并进行消毒处理。对水灾致死的家畜、家禽等动物尸体要及时清理和掩埋或焚烧。掩埋地要远离居住地和距水源 50 米外，挖坑深 ≥ 2 米。可燃垃圾物质尽量焚烧，也可喷洒有效氯含量为 10 000 毫克 / 升的含氯消毒剂溶液，作用 60 分钟以上。消毒后深埋。

室内防疫要点：水灾后的房屋一定要彻底进行杀菌消毒。市民可用消毒液、消毒粉清洗地板和家居用品，尤其是被洪水浸泡过的物品，杀灭细菌。注意衣物用消毒液做一次彻底的消毒，然后放在烈日下曝晒从而达到二次消毒。加强室内除湿，有条件的可以使用除湿机，也可以利用空调器的除湿功能进行除湿。

　　汽车防疫要点：对于进水的车辆，不仅要清洗车厢，还要消毒。座椅、座套等最好用漂白粉冲洗，吸水棉必须更换，以免细菌繁衍，也可以做一些臭氧杀菌。空调的蒸发箱也应该拆开漂洗、消毒、烘干。鼓风机也得仔细清洗，否则以后会出现许多的问题。

　　灾后饮用水须消毒，不可用污染水源漱口。洪涝灾害期间，水源容易受到细菌、病毒、寄生虫卵、幼虫的污染，喝这样的水，用这样的水洗食品、餐具或刷牙、漱口，便容易引起疾病的传播。因此注意饮水的消毒是非常重要的。饮用水消毒一般常用方法有两种，即煮沸消毒和药物消毒。

　　被淹死肉类体内含细菌，切忌食用被浸泡食物。首先不要食用受污染的食品，如被水淹过或受其他原因污染的面粉、挂面、饼干、面包等；不要吃未洗净的瓜果；不吃过期糕点；不要吃凉拌菜，不要吃卤菜；不吃馊饭菜，即使经过重新蒸煮也不要吃；尽量不吃凉菜；不吃霉米面；不要吃发芽的土豆、腐烂的瓜果。

　　加强餐具的消毒，把洗净的食具放在沸水中，煮沸 5 分钟。也可按 1kg 冷水加 1 片或 1 匙漂白粉精的比例配制消毒水，食具在消毒水中浸泡 3 分钟即可使用。

练习：暴雨中避险以及保证行车安全 ··

目的：掌握如何识别、避开泥石流。

准备：泳池、汽车、地势低洼积水之处等。

练习说明：

1. 在泳池地势低洼模拟暴雨发生场景，行人、车辆如何避险。

2. 练习说明：学员分成两组，一组作为演练人员组，一组为观察员组；演练人员分别在泳池和地势低洼处进行演练；观察组指出不足之处；两组角色互换。

第五节 │ 台风

台风是形成于北太平洋西部热带海洋上的热带气旋，是一种极猛烈的风暴，风力常达10级以上，同时伴有暴雨。从上往下俯视，典型的台风近似一个圆形的空气大漩涡，其直径一般有 600 ~ 1 000 千米，最大直径可达 2 000 千米以上，垂直厚度一般有 10 多千米。台风在大气中绕着自己的中心急速旋转的同时，又向前移动形成空气涡旋。它在北半球做逆时针方向旋转，在南半球则相反。台风眼是台风最主要的特征，眼的直径一般数十千米，最大的可达 200 千米左右，最小的仅有几千米。在台风眼区，由于空气下沉，成为台风中的"世外桃源"。这里风平浪静，云层稀薄、破裂，有时晴空如洗，夜间可见星光闪烁。而在台风眼区的周围，环抱着高耸的云墙，称之为台风眼壁。眼壁的高度一般达10 千米以上，宽度达数十千米。这里是台风中最恶劣的区域，不仅风速极大，而且云墙里一群群高耸的积雨云对流极强，暴雨如注，雷电交加。在云墙外缘，云随风飘，或被风吹散，一般只有阵风阵雨。典型的台风从外观看既像一个大漏斗，又似一个大蘑菇。台风的生命史可分为生成、成熟和消亡三个阶段。其生命期平均为 1 周左右，短的只有 2 ~ 3天，最长可达 1 个月左右。我国是受台风影响最严重的国家之一。夏、秋两季常侵袭我国南方沿海，如江苏、浙江、福建、广东、广西、海南、台湾等。

教学目的
- 熟悉台风的形成及危害
- 掌握台风的避险措施

教学方法
- 以理论讲解、派发知识手册、模拟演练操作为主
- 以视频、电影观看为辅

学时安排
- 1 学时（45 分钟）

教学重点 ・台风的避险措施

教学难点 ・台风的预警分级及防疫

一、台风的危害

许多自然灾害，特别是等级高、强度大的自然灾害发生以后，常常诱发出一连串的其他灾害，这种现象叫灾害链。灾害链中最早发生的起作用的灾害称为原生灾害。而由原生灾害所诱导出来的灾害则称为次生灾害。自然灾害发生之后，破坏了人类生存的和谐环境，由此还可以导生出一系列的其他灾害，这些灾害泛称为衍生灾害。

1. 原生灾害　台风的原生灾害主要表现在三个方面：狂风、暴雨、风暴潮。

一是狂风。台风风速大都在17米/秒以上，甚至在60米/秒以上。据测，当风力达到12级时，垂直于风向平面上每平方米风压可达230千克。因此台风大风及其引起的海浪可以把万吨巨轮抛向半空拦腰折断，也可把巨轮推入内陆；飓风级的风力足以损坏甚至摧毁陆地上的建筑、桥梁、车辆等。特别是在建筑物没有被加固的地区，造成破坏更大。大风亦可以把杂物吹到半空，使户外环境变得非常危险，从而给人类带来巨大的财产损失，同时也给人类的健康带来直接的损害，其主要变现为人员被砸伤、压伤、失踪或者丧命。在台风相关损伤伤员中，80%以上存在皮肤挫裂伤，18.2%~36.5%的受伤者存在钝性损伤，多由挤压、高速物品击中、坠落或摔倒造成。屡屡造成人员的颅脑外伤、脊柱脊髓损伤、多发骨折、多发脏器损伤、严重出血等严重创伤。

二是暴雨。一次台风登陆，降雨中心一天中可降下100~300毫米，甚至500~800毫米的大暴雨。台风暴雨造成的洪涝灾害，来势凶猛，破坏性极大，是最具危险性的灾害。

三是风暴潮。当台风移向陆地时，由于台风的强风和低气压的作用，海水向海岸方向强力堆积，潮位猛涨，水浪排山倒海般向海岸压去。强台风的风暴潮能使沿海水位上升5~6米。如果风暴潮与天文大潮高潮位相遇，能产生高频率的潮位，导致潮水漫溢，海堤溃决，冲毁房屋和各类建筑设施，淹没城镇和农田，造成大量人员伤亡和财产损失。

2. 次生灾害　像台风这样等级高、强度大的自然灾害发生以后，常常诱发出一连串的其他灾害。这些次生灾害和衍生灾害常常容易被人们忽视，从而造成重大人员伤亡和财产损失。

台风的次生灾害包括暴雨引起的山体滑坡、泥石流等。另外，房屋、桥梁、山体等在台风中受到洪水长时间的冲刷、浸泡，即便当时没有发生坍塌，待台风、洪水退去后，由于上述原因容易出现房屋、桥梁坍塌等，也要引起高度的警惕。

台风还可能造成生态破坏、疫病流行，如台风引起的风暴潮会造成海岸侵蚀，海水倒灌造成土地盐渍化等灾害；台风造成的泥石流会破坏森林植被；台风引发的洪水过后常常容易出现疫情等。有时候台风甚至会造成农作物的病虫害，2005年在遭受"麦沙"和"卡努"台风影响后，台风外围的西北气流和降水有利于稻褐飞虱大量回迁入上海地区，曾造成申城田间褐飞虱虫量猛增。

二、台风的预警分级

台风预警信号分为4级，分别为蓝色预警信号、黄色预警信号、橙色预警信号和红色预警信号。

1. 蓝色预警表示24小时内可能或者已经受热带气旋影响，沿海或者陆地平均风力达6级以上，或者阵风8级以上并可能持续（图5-19）。

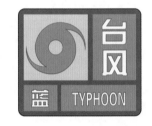

图5-19　台风蓝色预警信号

> **防御指南**
>
> - 政府及相关部门按照职责做好防台风准备工作。
> - 停止露天集体活动和高空等户外危险作业。
> - 相关水域水上作业和过往船舶采取积极的应对措施，如回港避风或者绕道航行等。
> - 加固门窗、围板、棚架、广告牌等易被风吹动的搭建物，切断危险的室外电源。

2. 黄色预警表示24小时内可能或者已经受热带气旋影响，沿海或者陆地平均风力达8级以上，或者阵风10级以上并可能持续（图5-20）。

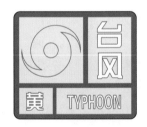

图5-20　台风黄色预警信号

> **防御指南**
>
> - 政府及相关部门按照职责做好防台风应急准备工作。
> - 停止室内外大型集会和高空等户外危险作业。
> - 相关水域水上作业和过往船舶采取积极的应对措施，加固港口设施，防止船舶走锚、搁浅和碰撞。
> - 加固或者拆除易被风吹动的搭建物，人员切勿随意外出，确保老人、小孩留在家中最安全的地方，危房人员及时转移。

3. 橙色预警表示 12 小时内可能或者已经受热带气旋影响，沿海或者陆地平均风力达 10 级以上，或者阵风 12 级以上并可能持续（图 5-21）。

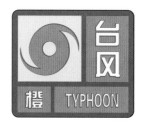

图 5-21　台风橙色预警信号

防御指南

- 政府及相关部门按照职责做好防台风抢险应急工作。
- 停止室内外大型集会、停课、停业（除特殊行业外）。
- 相关水域水上作业和过往船舶应当回港避风，加固港口设施，防止船舶走锚、搁浅和碰撞。
- 加固或者拆除易被风吹动的搭建物，人员应当尽可能待在防风安全的地方，当台风中心经过时风力会减小或者静止一段时间，切记强风将会突然吹袭，应当继续留在安全处避风，危房人员及时转移。
- 相关地区应当注意防范强降水可能引发的山洪、地质灾害。

4. 红色预警表示 6 小时内可能或者已经受热带气旋影响，沿海或者陆地平均风力达 12 级以上，或者阵风达 14 级以上并可能持续（图 5-22）。

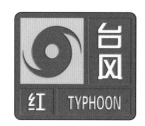

图 5-22　台风红色预警信号

防御指南

- 政府及相关部门按照职责做好防台风应急和抢险工作。
- 停止集会、停课、停业（除特殊行业外）。
- 回港避风的船舶要视情况采取积极措施，妥善安排人员留守或者转移到安全地带。
- 加固或者拆除易被风吹动的搭建物，人员应当待在防风安全的地方，当台风中心经过时风力会减小或者静止一段时间，切记强风将会突然吹袭，应当继续留在安全处避风，危房人员及时转移。
- 相关地区应当注意防范强降水可能引发的山洪、地质灾害。

三、台风的避险措施

1. 台风来临前的避险措施　在台风来临前就应提前做好相应准备，防患于未然。要及时收听、收看或上网查阅台风预警信息，了解政府的防台行动对策；关紧门窗，紧固易被风吹动的搭建物；从危旧房屋中转移至安全处；处于可能受淹的低洼地区的人要及时转移；检查电路、炉火、煤气等设施是否安全；幼儿园、学校应采取暂避措施，必要时停课；露天集体活动或室内大型集会应及时取消，并做好人员疏散工作；不要到台风经过的地区旅游或到海滩游泳，更不要乘船出海。如果一定要出行，建议不要自己开车，可以选择坐火车。

台风来临前应准备好手电筒、收音机、食物、饮用水及常用药品等，以备急需。如果家中有病患，还要准备好必需的药品，如常用的抗菌药物、感冒药和皮肤病、眼病及外科常用药等。特别是家中有高血压、糖尿病、心脏病患者，应准备好相应药品（图5-23）。

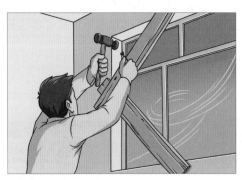

A. 紧固门窗

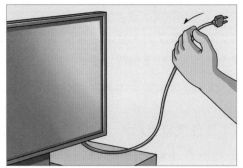

B. 检查电路

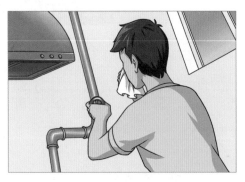

C. 检查煤气

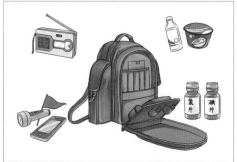

D. 准备必需物品

图 5-23　台风来临前的准备示意图

"有车族"要在台风到来前选好车子的停放地点，因为一旦台风到来，风吹雨打，再想给爱车换个"窝"可就麻烦了。一般来说，车辆要移至高处停放，也可以入库保管，最忌停在路边障碍物下或积水路边。这时还要检查雨刷、灯光等电路系统功能是否正常，保证能随时使用。

台风来前，住在低洼地段部分居民就要转移。转移时除了要保管好家里的贵重物品外，还要带上随身的日用品，多准备点衣物和干粮很有必要，免得不够用重新返回家中，发生危险。如果家里地势较低，转移之前还要垫高柜子、床等家具，把大米、蔬菜等放在高处。台风来临前，船舶应听从指挥，到避风场所避风，万一躲避不及或遇上台风时，应及时与岸上有关部门联系，等待救援。

如果从事海上作业，也有相应的应对措施。在台风来临前，船舶应听从指挥，立即到避风场所避风；万一躲避不及或遇上台风时，应及时与岸上有关部门联系，争取救援；等待救援时，应迅速果断地采取离开台风的措施，如停（滞航）、绕（绕航）、穿（迅速穿过）；强台风过后不久的风浪平静，可能是台风眼经过时的平静，此时泊港船主千万不能为了保护自己的财产，回去加固船只；有条件时在船舶上配备信标机、无线电通信机、卫星电话等现代设备；在没有无线电通信设备的时候，当发现过往船舶或飞机，或与陆地较近时，可以利用物件及时发出易被察觉的求救信号，如堆 SOS 字样，放烟火，发出光信号、声信号，摇动色彩鲜艳的物品等。

2. 台风来临时的避险措施　当台风来临时，作为普通公众又应如何避险呢？首先尽可能不要外出，如果在外面，切忌在临时建筑物、广告牌、铁塔、大树等附近避风避雨；尽量待在安全的地方，发现险情及时关闭电源，防止发生意外；如果住在帐篷里，则应立即收起帐篷，到坚固结实的房屋中避风；如果在水面上（如游泳），则应立即上岸避风避雨；如果已经处在结实的房屋里，则应关好窗户，在窗玻璃上用胶布贴成"米"字图形，以防窗玻璃破碎；如台风加上打雷，则要采取防雷措施。如果碰上泥石流，应掌握正确的逃逸方法。当处于泥石流区时，应向两侧山坡上跑，离开沟道、河谷地带。应选择在基底稳固又较为平缓开阔的地方停留。

开车时防御台风要注意的几点：将车辆停放在地势较高、空旷的地方，不要停留在广告牌、临时建筑和枯树下。注意停车场、地下车库的防洪安全。台风期间不要驾车外出，驾驶车辆要减速慢行，保持车距。行驶中遇强风侵袭，应停于路边。防止从侧面刮来大风引起翻车。穿越积水较深的路面时，不要猛踩油门，一防积水路况不明，二防浸水刹车片失效。服从交警、交通部门对道路、车辆的监管，接受救助。当需要汽车运输抢险人员和物资时，要积极支持。汽车被洪水浸泡后，立即报告保险公司进行核实。

3. 台风过后的避险措施　台风过境后，并不等于危险完全解除。这时，很多人因为掉以轻心而导致危险发生，特别是在一些地质灾害易发地段。还有，灾后的食品安全也不可忽视。

台风过境，常常会带来大暴雨，暴雨容易引发山体滑坡、泥石流等地质灾害，造成人员伤亡。如果你家住在地质灾害易发地区或已发生大暴雨地区，就要更加注意了。灾后出门，特别是去山区，一定要事先了解路段情况，如遇到溪谷水量暴涨而冲断桥梁或因塌方而不能通行的，一定要等危险解除以后再前进，千万不要贸然进山。

当台风预警信号解除以后，要在撤离地区被宣布为安全以后才可返回。回家以后，发现家里有不同程度的破坏，不要慌张，更不要随意使用煤气、自来水、电线线路等，并随时准备在危险发生时向有关部门求救。

台风过后，防疫防病、消毒杀菌工作要及时跟上。市民一定要喝经过消毒处理的水，不要用未经消毒的水漱口、洗瓜果和碗筷，不吃生冷变质的食物，食物要煮熟煮透，饭前便后要洗手。及时清除垃圾、人畜粪便和动物尸体，对受淹的住房和公共场所要及时做好消毒和卫生处理。

另外，台风侵袭期间风狂雨骤时，突然风歇雨止，这是否表示台风已经远离了？当狂风暴雨突然停止的时候，应该是台风眼经过的现象，一般而言20～30分钟之后，狂风暴雨会再来临，所以千万不可认为台风已经远离，因为台风离开时，通常风雨是渐渐减小的，不会突然停止。当风雨骤然停止时，有可能是进入台风眼的现象，并非台风已经远离，短时间后狂风暴雨将会突然再来袭。此后，风雨渐次减小，并变成间歇性降雨，慢慢地风变小，云升高，雨渐停，这才是台风离开了。如果台风眼并未经过当地，但风向逐渐从偏北风变成偏南风，且风雨渐小，气压逐渐上升，云也逐渐消散，天气转好，这也表示台风正在远离。

四、台风过后的卫生防疫

台风多在夏季发生，天热使得受灾人畜尸体很快腐烂，加上下水道排泄系统被破坏，使粪便、垃圾和腐烂变质的有机物得不到恰当处理，蚊蝇大量孳生，水源污染严重，形成大量传染源。同时受灾地区的卫生和生活设施受到不同程度的破坏，灾民失去衣食住行等的基本生活条件，被迫集中在帐篷或者露宿野外，生活环境极差，机体抵抗力下降。这些条件极有利于传染病的发生和流行。因此，台风灾害时应积极做好灾区的卫生防疫工作。

1. 灾后卫生防疫的处理措施　①生活用水消毒处理；②餐具消毒，搞好饮食卫生；③做好尸体处理；④厕所卫生与粪便、排泄物的消毒处理；⑤垃圾的收集和消毒处理；⑥做好环境与一般物品的消毒处理；⑦大力开展灭鼠、灭蚊、灭蝇等工作。

2. 各类急性传染病暴发控制要点

（1）肠道传染病：①根据患者活动及排泄物污染情况划定疫点、疫区；②早发现、早诊断、早隔离、早治疗；③疫区内做好随时消毒和终末消毒；④疫区内密切接触者医学观察，必要时预防性用药；⑤加强饮水卫生处理和粪便管理，搞好饮食卫生和灭蝇；⑥疫区内停止大型集会，禁止为婚、丧等举办各种聚餐活动。

（2）呼吸道传染病：①隔离治疗患者；②追踪密切接触者；③带菌者服药；④保护易感人群；⑤健康教育；⑥医护人员做好分级防护。

（3）自然疫源性传染病：①确定疫点、疫区及媒介控制区，对疫点进行随时消毒和终末消毒处理；②控制传染源；③媒介控制，开展灭鼠、灭蚊、灭蝇、灭蟑等工作；④搞好个人防护；⑤宣传教育与爱国卫生运动；⑥开展应急免疫接种工作。

　　传染病的传播途径如图 5-24 所示。

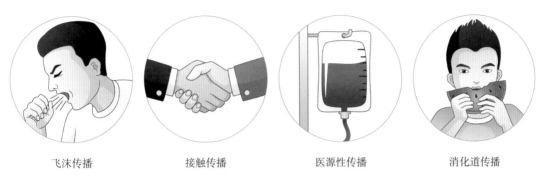

飞沫传播　　　　　　接触传播　　　　　　医源性传播　　　　　　消化道传播

图 5-24　传染病传播途径示意图

练习：台风中避险

目的：熟悉躲避台风的措施。

准备：一定的室内、室外场地。

练习说明：

1. 在室内、室外场地模拟台风发生场景。

2. 练习说明：学员分成两组，一组作为演练人员组，一组为观察员组；演练人员分别在室内、室外进行台风前情景演练；观察组指出不足之处；两组角色互换。

第六节 | 家庭火灾

火灾是一种不受时间、空间限制，发生频率最高的灾害。我国每年有 3 000 多人死于火灾。而 89.4% 的火灾系人为因素所致，以用火不慎引起火灾为最常见。忽视消防措施、使用电器不当、用火不慎、生产中违反操作规程、大人吸烟和小孩玩火等这些火灾的常见原因都是可以预防的。

教学目的
- 熟悉家庭火灾的常见原因及危害
- 掌握家庭火灾的扑救
- 掌握发生家庭火灾时的自救互救措施

教学方法
- 以理论讲解、派发知识手册、模拟演练操作为主
- 以视频、电影观看为辅

学时安排
- 1 学时（45 分钟）

教学重点
- 发生家庭火灾时的自救互救措施

教学难点
- 家庭火灾的常见原因及危害
- 掌握家庭火灾的扑救家庭火灾时的自救互救

一、火灾的危害

1. 家庭起火往往具有燃烧猛烈、火势蔓延迅速、烟雾弥漫、易造成人员伤亡等火灾特点。此外，许多城市居民使用煤气或液化石油气，起火后容易形成气体燃烧、爆炸。一些城乡结合部居民住在平房里，其房顶有些是用可燃材料建造的，起火后，火势极易燃烧到顶棚，沿屋顶可燃物迅速蔓延，造成火灾扩大蔓延，导致建筑物倒塌破坏。居民家庭中，发生火灾后往往因为缺少自救能力而造成人员伤亡和严重的经济损失。家庭起火后如果得不到及时控制，还会殃及四邻，使整栋居民楼或整个村庄遭受到火灾危害。

2. 火灾致伤致死原因　①呼吸道烧伤：灾区的烟雾引起窒息或直接吸入火焰造成呼吸道烧伤，这是火灾致伤或致死的主要原因；②直接被火烧伤或烧死：据对 102 例死于火灾者进行原因分析，26% 的死者是直接被火烧死的；③跳楼摔死：这类人大多居住在高楼大厦内，因大火突然降临，茫然不知所措，被大火逼得走投无路，于是跳楼逃生；④挤伤或踩死：在居民区，一旦发生火灾，受灾人员将夺门而逃，门口、过道或走廊处，最易发生人员伤亡。

二、火灾的扑救

火灾初起阶段火势较弱，范围较小，若能及时采取有效办法控制火势，就能迅速将火扑灭。据统计，70% 以上的火警都是在场人员扑灭的。如果不"扑早"，后果不堪设想，对于远离消防部门的地区首先应强调群众自救，力争将火灾消灭在萌芽状态。

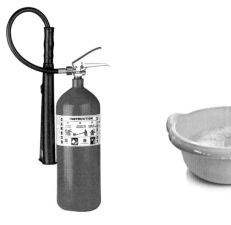

图 5-25　灭火器和水

1. 冷却灭火　利用灭火器、消防给水系统灭火且要掌握正确的操作方法。若无消防器材、设施，则可就地取水灭火，如用自来水和盆缸存水浇火，使火场迅速冷却熄灭。如果水少，估计不足以灭火时，可将有限的水洒在火点四周，淋湿周围的可燃物，控制火势，赢得再取水灭火的时机（图 5-25）。

2. 窒息灭火　室内着火，用棉被、毯子、棉大衣等覆盖，水浸湿后覆盖效果更好。油锅着火应立即盖上锅盖，不要直接用水扑灭。利用泡沫灭火器喷射燃烧物。

3. 扑打灭火　对固体可燃物、小片草地、灌木等小火用衣服、树枝、扫帚等扑打。但对容易飘浮的絮状物不宜采用扑打法。

4. 阻断可燃物灭火　关闭可燃气体和液体的阀门。采用泥土、黄沙（图 5-26）等阻止流淌的可燃液体流向燃烧点。移走周围的可燃物。

5. 切断电源灭火　电器引起的火灾或火焰威胁到电线，都要立即断电。使用水、泡沫灭火器之前，首先切断电源（图 5-27）。

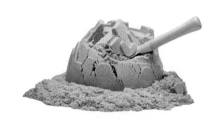
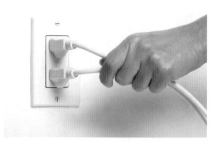

图 5-26　黄沙　　　　　　　图 5-27　切断电源

6. 阻止火势蔓延灭火　关闭毗邻的房门和窗户，减少新鲜空气的流入，也要设法防止火势的火点向周围蔓延，例如淋湿或移走周围的可燃物。

7. 防止爆炸　对有爆炸危险的容器快速冷却降温。迅速转移易燃、易爆物资，远离火场。手动放泄压装置的立即打开阀门泄压。

三、报警

火灾初起，一方面积极扑救，另一方面火速报警。

报警对象：召集周围人员前来扑救，动员一切可以动员的力量；本居民区消防与保卫部门，迅速组织灭火；公安消防队，报告火警电话是 119；发出警报，组织人员疏散。

报警方法：本单位报警利用呼喊、警铃、汽笛、敲钟、敲锣等平时约定的手段，利用广播、电话，距离较近的可直接派人到消防队报警；应该强调的是火灾发生后即应向消防部门报警，即使在场人员认为自己有能力灭火，仍应报警。报警后应有专人在指定地点等候消防车，并指引最佳救火路线。报警时千万不要惊慌，应保持冷静，防止报错（图 5-28）。

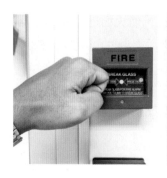
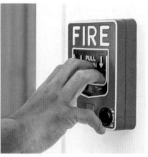

图 5-28　火警报警

四、火灾的自救互救

（一）基本自救互救措施

发生火灾时若被大火围困，应想方设法自救。

1. 匍匐前进，逃出门外　火初起，烟雾大，热气烟雾向上升，应趴在地面匍匐前进，逃出门外。若火势来自门外，开门前应先用手探查门的温度，如已发烫，不宜开门（图5-29）。

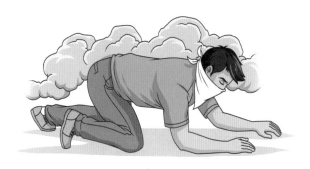

图 5-29　匍匐前进示意图

2. 浸湿外衣，冲下楼梯　楼梯已着火，火势尚不很猛烈时，披上浸湿的外衣、毛毯或棉被冲下楼梯。

3. 利用阳台向下滑　若房间火盛，门被烈火封住或楼梯已被烧断，无法通行时，利用阳台或流水管向下滑（图5-30）。

4. 用绳子一端拴住沿此向楼下滑　生命受到威胁又无路可逃时，用绳子或床单撕成条状连接起来，一端拴在门窗栏杆或暖气上，沿此向楼下滑。

5. 被迫跳楼时要缩小落下高度　若楼层不甚高，被迫跳楼时，先扔下棉被、海绵床垫等物，以便缓冲，然后爬出窗外，手扶窗台向下滑，以缩小落下高度。

6. 正确等待救援　不敢向下滑者，紧闭门窗，减少空气流通，延缓火势蔓延速度。坐在窗台上，向外扔出小东西发出求援信号，或用手电摇动，等待救援（图5-31）。

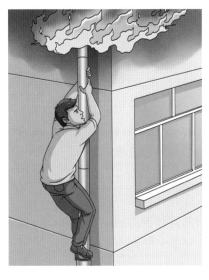

图 5-30　利用阳台向下滑示意图

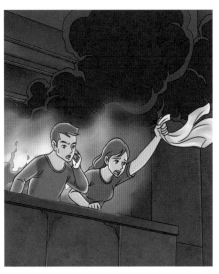

图 5-31　正确等待救援示意图

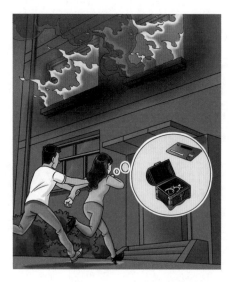

图 5-32　不要冒险返回正在燃烧的房间
（示意图）

（二）具体情况的自救互救措施

1. 平房起火

（1）如果是睡觉时被烟呛醒，应迅速下床俯身冲出房间，不要等穿好衣服才往外跑，此刻时间就是生命。

（2）如果整个房屋起火，要以匍匐的方式爬到门口，最好用块湿毛巾捂住口鼻。

（3）如果烟火封门，千万别出去，应改走其他出口。

（4）如果你被烟火困在屋内，应用水浸湿毯子或被褥，将其披在身上，尤其要包好头部，用湿毛巾捂住口鼻，做好防护措施后再向外冲，这样，受伤的可能性要小得多。

（5）千万不要趴在床下、桌下或钻到壁橱里躲藏。

（6）不要为抢救家中的贵重物品而冒险返回正在燃烧的房间（图 5-32）。

2. 楼梯被烟火包围　楼梯一旦被烧断，你似乎陷入了"山穷水尽"的绝境，其实不然，你可以照下面的方法去做。

（1）可以从窗户旁边安装的落水管往下爬，但要注意查看是否牢固，防止人体攀附上后断裂脱落造成创伤。

（2）将床单撕开连接成绳索，一头牢固地系在窗框上，然后顺绳索滑下去。

（3）从突出的墙边、墙裙和相连接的阳台等部位转移到安全的区域。

（4）到未着火的房间内躲藏等待救援。

3. 楼内房间被火包围　楼房发生火灾后，能冲出火场就要迅速冲出火场，能转移就要设法转移。火势猛烈，实在没有通路逃离时，你可以采用下列方法等待救援。

（1）紧闭房门，用衣服将门窗封堵住，同时要不断地向门上、窗上泼水。

（2）对于室内一切可燃物，如床、桌椅、被褥等都需要不断向上泼水。

（3）不要躲到床下、柜子或壁橱里。

（4）设法通知消防人员前来营救。要俯身呼救，如喊声听不见，可以用手电筒，或挥动鲜艳的衣衫、毛巾及往楼下扔东西等方法引起营救人员的注意。

4. 身上的衣服着火　首先扑打，应该倒在地上来回打滚（图 5-33），火就会被压灭，也可跳入身旁的水中；其次，如果衣服极易撕开，也可以用力撕开并脱掉衣服。切忌站立或奔跑呼叫，以防止增加头面部烧伤或吸入损害。

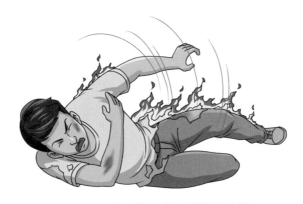

图 5-33　衣服着火时处理措施示意图

五、火灾救治要点

1. 迅速移出伤员　应使伤员立即离开烟雾环境，置于安静通风凉爽处，解开衣领、裤带，适当保温。

2. 迅速抢救生命　摘下义齿并保持呼吸道通畅，对呼吸停止者实行人工呼吸，给予吸入高浓度氧气，尤其是缺氧或氰化物、一氧化碳等中毒患者，氧吸入应持续到动脉血气和碳氧血红蛋白正常。

判断是否存在吸入烧伤至关重要，可通过以下方面判定：面部、颈部、胸部周围的烧伤；鼻毛烧焦；口鼻周围的烟尘痕迹；由火引起的头发内的化学物质。

3. 保护创面　创面要用清洁的被单或衣服简单包扎，尽量不弄破水疱，保护表皮。严重烧伤者不需要涂抹任何药粉、药水和药膏，以免给入院后的诊治造成困难，影响诊疗效果。眼部烧伤时可用生理盐水冲洗，用棉签拭除异物，涂抗生素眼膏或滴消炎眼药水。

4. 镇静、止痛、抗休克　烧伤患者都有不同程度的疼痛和烦躁不安，应给予口服安定镇静剂，如氯氮䓬、地西泮等。伤员若出现脱水及早期休克症状，如能口服药物，可给淡盐水少量多次饮用，不要饮用白开水和糖水。超过 40% 的大面积烧伤伤员，进食后易呕吐，加上吞咽气体易致腹胀，因此伤后 24 小时内必须禁食，伤员口渴不止时，可给少量水滋润口咽，注意保暖。

5. 对症治疗　对昏迷者，碳氧血红蛋白 > 40%，给予高压氧治疗。防止发生声门痉挛和喉头水肿，可用 2% 碳酸氢钠溶液、异丙肾上腺素或麻黄碱雾化吸入，必要时行气管插管或切开。根据血压、尿量和血流动力学，补充液体，减少肺水肿发生。发生肺水肿时给予相应治疗如吸氧、抗泡沫治疗；进行性缺氧需持续气道正压、呼气末正压、氧疗或用呼吸器配合氧疗。超声雾化吸入使痰易于咳出，减少感染。剧咳可适量吸入酒精或乙醚。支气管痉挛喘息可静脉注射氨茶碱或吸入沙丁胺醇。防治并发症，约 15% 的烟雾吸入中毒伤员有并发症，特别是肺部感染等。

6. 伤员运送　伤员运送是将伤员经过现场初步处理后送到医疗技术条件较好的医院

的过程。搬运伤员时要根据具体情况选择合适的搬运方法和搬运工具。对于转运路途较远的伤员，需要寻找合适的轻便且震动较小的交通工具。途中应严密观察病情变化，必要时做急救处理。伤员送到医院后，陪送人应向医务人员交代病情，介绍急救处理经过，以便入院后的进一步处理。

六、火灾现场急救注意事项

1. 当火场发生紧急情况，危及救援人员生命和车辆安全时，应当立即将救援人员和车辆转移到安全地带。

2. 火场内如有带电设备，应采取切断电源和预防触电的措施。

3. 火场救援时一定要清点本单位人数和器材装备，如发现参加灭火人员缺少时，必须及时查明情况，若有在火场上下落不明者应该迅速搜寻，逐个落实。

4. 在使用交通工具运送火灾伤员时，应密切注意伤员伤情，要进行途中医疗监测和不间断的治疗。注意伤员的脉搏、呼吸和血压的变化，对重伤员需要补液治疗，路途较长时需要留置导尿管。

5. 冷却受伤部位，用冷自来水冲洗伤肢，冷却伤处。

6. 不要刺破水疱，伤处不要涂药膏，不要粘贴受伤皮肤。

7. 迅速离开密闭或通风不良的现场，以免发生吸入损伤和窒息。

8. 用身边不易燃的材料，如毯子、雨衣、棉被等，最好是阻燃材料，迅速覆盖着火处，使与之隔绝。

9. 头面部烧伤时，应首先注意眼睛，尤其是角膜有无损伤，并优先予以冲洗。

练习：家庭火灾逃生 ···

目的：熟悉家庭火灾逃生措施。
准备：一定的室内场地。
练习说明：
1. 在室内场地模拟火灾发生场景。
2. 练习说明：学员分成两组，一组作为演练人员组，一组为观察员组；演练人员在室内进行火灾逃生情景演练；观察组指出不足之处；两组角色互换。

第七节 | 交通事故

　　道路交通伤亡是一个公认的全球性的重大公共卫生问题。2004 年世界卫生日的主题就是"道路安全"。交通事故目前已成为人们日常生活中最主要的杀手之一。据联合国世界卫生组织的一项报告显示，平均每年有 70 万人死于公路的车轮下，受伤者达 1 000 万 ~ 1 500 万。我国的机动车数量虽仅占世界的 15.8%，但交通事故死亡人数却占全世界交通事故死亡人数的 14.3%。因此，努力提高道路交通伤的急救水平已是当务之急。这需要从事本学科研究的专业人员孜孜以求地不断探索，还需要急救工作者及全科医师等将相关知识进行普及和推广，让广大民众普及现代救护新概念和技能，以便能在现场及时、有效地开展救护，从而达到"挽救生命，减少伤残"的目的。

教学目的
- 熟悉交通事故的常见原因及危害特点
- 掌握交通事故中的自救及互救措施

教学方法
- 以理论讲解、派发知识手册、模拟演练操作为主
- 以视频、电影观看为辅

学时安排
- 1 学时（45 分钟）

教学重点
- 掌握交通事故中的自救及互救措施

教学难点
- 交通事故的常见原因及危害特点

一、交通事故的原因

交通事故的"罪魁"是酒后驾车，而后依次为超速、不系安全带、路况差、汽车性能不佳、交通违章以及恶劣的天气状况。目前，城市驾车新手渐多，已成为都市新的"马路杀手"。1～2年驾龄的人，却容易麻痹引发车祸，3～4年以后技术已全面，但心理仍不稳定，加上漠视交通规则也易出事。自行车出车祸的人多因其违反交通规则，在快车道上行驶、随意穿行或车辆自身问题如刹车不灵等。恶劣的气候，如雨、大风、大雾，对交通事故的发生有一定的作用，在机动车侧滑事故中，雨天占79%，而晴天只占6%，其他都发生在雾天或冰雪天。另外，修路、挖沟、通地下水管等，对交通事故的发生也有一定的作用。

二、道路交通事故现场的特点

1. 受伤人群的特点　交通事故的伤害者包括了任何人群和年龄组，但常见于青壮年，这与户外活动频繁有关，伤亡最大年龄组为16～35岁；男性高于女性，男女伤亡之比1.94∶1；事故发生高峰时间为下午6点至晚间10点之间，受伤人群以骑自行车和摩托车者最多。

2. 事故现场一般较为混乱　道路交通事故瞬间可能出现较多伤员，需要同时救护，但由于要保护事发现场，导致现场一般较为混乱，给救治带来了一定困难。

3. 交通伤伤情复杂，病情变化快　交通伤最常见的损伤是挫伤和骨折，受伤部位大多为头部、四肢、盆腔、胸部以及肝、脾等重要脏器。其死亡的主要原因为头部损伤、严重的复合伤及碾压伤等，占全部重度损伤的47%。急诊死亡率高达2.4%；有1/3的伤员需住院治疗，1/5的伤员需留观处理，急诊手术患者占就诊人数的21.7%，这一现象说明，在急诊医疗体系中需配置足够的专科医护人员。在高速公路交通伤中，多发伤的发生率约占患者总数的50%。

4. 各种伤亡增高　机动车之间相互撞击后燃烧所致的烧伤和复合伤增多，创伤合并烧伤复合伤发生率约为19.7%，死亡率约为32.3%。

休克发生率和致残率高，休克发生率约为34%，致残率为20.7%左右；死亡率也高。由于常常是多辆甚至几十辆车的相互冲撞和挤压，其结果是造成人员的大量伤亡。与一般公路相比，高速公路交通伤患者死亡率明显增高。

5. 交通事故的医疗急救特点　急救资源以外科为主。注意保护现场，及时拨打122、110急救电话通知交通管理部门。鉴于交通事故发生后，受伤者常被困于变形的交通工具中，现场急救时要与有关部门协作，使用专用工具解救被困者。

急救时要警惕交通工具中的油料燃烧、毒物泄漏和爆炸的可能。

三、交通事故中的自救互救

（一）安全有效的绿色抢救通道

人类今天已步入了信息网络化时代，车上人员差不多都有手机，可紧急呼救拨打救护电话120等。

是否能够准确翔实地叙述现场情况直接关系到伤亡者的"黄金抢救时间"，下面就电话报警呼救内容做一简要介绍。

1. 发生事故的地点。

2. 是什么样的事故？如车撞车、车撞物、翻车等。

3. 有无其他连锁事故呢？如起火、爆炸、建筑物倒塌等。

4. 多少人受伤？

5. 报警人的姓名等。

因此，创建安全有效的绿色抢救通道十分重要而且可行，能保证医疗救护网络、通信网络和交通网络的高效运行。

（二）现场救护原则

救护顺序：排除险情→紧急呼救→保护现场→转运伤员。

1. 拨打急救电话999、120、110、112。

2. 切勿立即移动伤者，除非处境会危害其生命，如汽车着火，有爆炸可能。

3. 将失事车辆引擎关闭，拉紧手掣或用石头固定车轮，防止汽车滑动。

4. 呼救同时，现场人员首先查看伤者的病情，将伤者从车内救出的过程应根据伤情区别进行，脊柱损伤者不能拖、拽、抱，应使用颈托固定颈部或使用脊柱固定板，避免脊髓受伤或损伤加重导致截瘫。

5. 实行先救命、后治伤的原则，心跳呼吸停止者做心肺复苏抢救。

6. 对意识清醒的患者可询问其伤在何处（疼痛、出血、何处活动受限），立刻检查患处，进行对症处理，疑有骨折应尽量简单固定后再进行搬运。

7. 事故发生后应尽可能对现场进行保护，以便给事故责任划分提供可靠证据，并采用最快的方式向交通管理执法部门报告。

8. 发生恶性交通事故时，当大量外援到达后，在抢险指挥部统一领导下，有计划、有组织地进行救护、分类转送伤员等工作。

9. 伤员量大时，必须进行伤情分类，可参考以下方法进行，在救援预案中明确。伤员分四类验伤，Ⅰ类伤员尽快转送医院及时进行抢救，可明显降低死亡率。伤情分类见表5-1和图5-34。

表 5-1　伤情分类

类别	程度	标志	伤情
0	致命伤	黑色	无呼吸、心跳等生命体征
I	危重伤	红色	颅脑损伤，大出血，昏迷，各类休克，严重挤压伤，内脏伤，张力性气胸，颌面部伤，颈部伤，呼吸道烧伤，大面积烧伤（30%以上）
II	重伤	黄色	开放性骨折，小面积烧伤（30%以下），长骨闭合性骨折
III	轻伤	绿色	无昏迷、无休克的头颅损伤和软组织伤

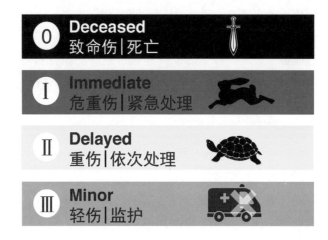

图 5-34　伤情分类

（三）各类伤情的具体救助措施

1. 抢救昏迷不醒受伤者的措施　交通意外事故后可能产生昏迷的原因：天气炎热的原因、缺氧、各种原因中毒、暴力刺激大脑。伤者不会讲话是判断昏迷失去知觉的症状。抢救前应检查伤者呼吸，保持侧卧位，对失去知觉的伤者，可采用下列措施：清除口腔异物，开放气道，检查呼吸，如无呼吸应立即行人工呼吸。

2. 呼吸中断者的抢救措施　呼吸中断后，应立即分秒必争进行抢救！否则会由于缺氧而危及生命。呼吸中断者的症状表现为无呼吸声音和无呼吸运动。具体的抢救方法：抬下颌角使呼吸道畅通无阻，这种措施在很多场合下对恢复呼吸起很大作用；如果受伤者仍不能呼吸，那就要进行口对口的人工呼吸；如果上述人工呼吸不能起作用时，就要检查口和咽喉中是否有异物，并设法排出，继续进行人工呼吸。

3. 失血受伤者的抢救　如果受伤者失血过多，将会出现危险，如出现休克等症状。处理失血的措施是应立即通过外部压力，使伤口流血止住，然后缠上绷带。失血过多，往往会发生失血性休克，所以流血止住后，应接着采取一些防止休克的措施。

休克症状表现为：面色苍白，四肢发凉，额部出汗，口吐白沫，明显焦躁不安，脉搏跳动变得越来越快和虚弱，最后脉搏几乎摸不出来。

以上症状有时会部分出现，有时又一起出现。由于休克时间过长，可能致死，所以应及时采取下列措施：安置患者到安静的环境；抬起腿部使其处于垂直状态，使休克停止，此所谓自我输血；检查脉搏与呼吸；语言安慰；防止热损耗；积极输液抗休克，补充血容量，纠正创伤休克。尽快送往医院。

4. 骨折处置　防止休克；不要移动身体的骨折部位；脊柱可能受损时，不要改变受伤者姿势，采取正确的搬运姿势；证实是骨折后，要小心用消毒胶片包扎，并按发生后的状态保持骨折部位静止。

5. 头部损伤救护　如果伤员神志清醒，呼吸、脉搏正常，损伤不严重时，可进行伤部止血、包扎处理，然后扶伤员靠墙或在树旁坐下，找一块垫子将头和肩垫好。若伤员出现昏迷，要保持呼吸道畅通，并密切注意呼吸和脉搏。在救护转移时，护送人员扶置伤者呈半侧卧位，头部用衣物垫好，略加固定，再转移。加强护理和病情监测，强调动态地观察。

6. 药物治疗　心搏骤停时紧急应用肾上腺素 1mg 静脉注射，每 5 分钟重复 1 次；也可用大剂量肾上腺素 5mg 静脉注射，总量至 15mg。同时配合使用阿托品 1 ~ 3mg 静脉注射。创伤休克时血管活性药物应在补液基础上合理应用，并随时监测血流动力学、血液酸碱度等指标，防止盲目增加升压药物用量。止血药物可用血凝酶 1 000 单位肌内注射，或 1 000 单位静脉注射；也可用酚磺乙胺 4 ~ 6g 静脉滴注。另外，镇痛、镇静、降颅压以及注意水、电解质平衡和能量供应、氧供应也十分重要。感染的伤口合理使用抗生素。

（四）救护车在急救时的注意事项

救护车上配备氧气、止痛药、静脉注射液、夹板、担架、吸引装置、创伤急救装备、消毒装备、远程咨询设备等，这样大大提高了后送时救治伤员的能力，有条件的地方可使用医疗救护直升机。

1. 救护车在行驶时的注意事项

（1）行车前方如出现障碍，应逐渐减速，而不要突然刹车，以防与后车碰撞。

（2）对迂回曲折的道路或者凹凸不平的小路，要细心注意障碍物。

（3）对川流不息的车辆，应要求放慢车速行驶，交通管理人员应坚守岗位，协助处理。

（4）在高速公路上，要警惕因前面的汽车司机出于好奇而突然减慢自车速度从而引起后车碰撞前车的事故。

2. 确定事故地点后，救护车应在离出事地点一段距离时就停下来（离事故地点尽可能远些）并尽可能停在马路两旁的人行道上，保证再度启动时车辆平稳，并仍靠右行驶。停稳后打亮三角警告指示标志。对高速行驶的车辆至少距离事故地点 100 米以外就应出示警告标志。

3. 救护车必须打开警示灯、鸣笛装置，必要时司机可打开车门以便及时观察。另外，可将后车盖打开。

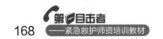

练习：交通事故自救与互救 ··

目的：熟悉家庭火灾逃生措施。

准备：一定的室外场地、汽车、担架、毛巾、丝巾、绳子等。

练习说明：

1. 在室外场地模拟交通事故发生场景。

2. 练习说明：学员分成两组，一组作为受伤组，一组为轻伤或者未受伤组；受伤组模拟现场受伤情景，未受伤组进行模拟救援；两组角色互换。

第八节 ｜ 踩踏事故

踩踏事故，是指在聚众集会中，特别是在整个队伍产生拥挤移动时，有人意外跌倒后，后面不明真相的人群依然在前行，对跌倒的人产生踩踏，从而产生惊慌加剧的拥挤和新的跌倒人数，并产生恶性循环的群体伤害的意外事件。

教学目的
- 熟悉踩踏事故的原因及伤情特点
- 掌握踩踏事故中的自救及互救措施

教学方法
- 以理论讲解、派发知识手册、模拟演练操作为主
- 以视频、电影观看为辅

学时安排
- 1学时（45分钟）

教学重点
- 踩踏事故的原因及伤情特点
- 踩踏事故中的自救及互救措施

教学难点
- 如何避免踩踏事故的发生

一、踩踏事故的原因及伤情特点

在空间有限，而人群相对集中的场所如广场、体育场馆、庙会、影院、酒吧、狭窄的街道、楼梯、桥梁等，遇有突发情况，容易发生踩踏事件。导致踩踏事故的原因主要有以下几点：

1. 人群较为拥挤集中时，前面有人摔倒，后面人未留意，没有止步（图 5-35）。

2. 人群受到惊吓，产生恐慌，如听到爆炸声、枪声，出现惊慌失措的失控局面，在无组织、无目的的逃生中，相互拥挤踩踏。

3. 人群因过于激动（兴奋、愤怒等）而出现骚乱，易发生踩踏。

4. 因好奇心驱使，专门找人多拥挤处去探索究竟，造成不必要的人员集中而踩踏。

5. 在上下楼梯时，故意拥挤、起哄、恶作剧、打闹、推搡、突然停留和开玩笑等，特别在人多时，有上述情况发生，更容易发生踩踏事故。

机体在强大暴力作用下，一般伤情比较严重。伤者多见多脏器损伤，如颅脑损伤、

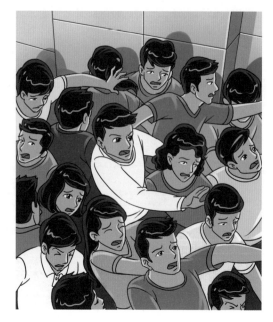

图 5-35　人群拥挤示意图

血气胸、肝脾破裂、肢体及肋骨骨折、脊柱损伤等。伤者的致残率及死亡率均很高。最初受伤的患者如果得不到及时救助，混乱中遭受反复踩踏，伤情就会不断加重。另外，人在拥挤中，胸腔没有扩张的空间，导致挤压性窒息。在最极端的踩踏事故中，人在遇难时甚至可以保持站立的姿态。

二、踩踏事故的应对措施

（一）若你身不由己被裹入拥挤的人群中该怎么办？

1. 保持镇静，不要乱喊乱叫或推搡他人。在拥挤发生之初或者不幸身陷拥挤的人流之中，一定要教育学生保持镇静，不要乱喊乱叫或推搡他人，防止造成混乱。要听从事故现场管理人员的指挥调度，配合指挥人员缓解拥挤，避免踩踏事故。发觉拥挤的人群向着自己行走的方向拥来时，应该马上避到一旁，但是不要奔跑，以免摔倒。

2. 立刻躲避或者抱住坚固物体，等待时机脱险。拥挤中，如果发现路边有商店、饭店等建筑物的话，应立刻进入室内躲避。切记不要逆着人流前进，那样非常容易被推倒在地，或者发现一旁有坚固物体，则应紧紧抱住，以等待时机脱险。

3. 巧用臂力自我保护，为自己撑开胸前的空间，防止挤压性窒息。如果身不由己被裹入拥挤的人群中，要伸出力量较大的那只手臂，用手掌轻触前面那个人的后背，另一只手握住撑出的那只手的手腕，双臂用力为自己撑开胸前的空间，并尽量坚持，直到情况发生好转；稳定重心用小步随人流移动，不要试图超越别人。

4. 不捡掉落的钱包、不穿被踩掉的鞋。在拥挤的人群中行走时要时刻保持平衡，一

定不要采用体位前倾或者低重心的姿势，不要去捡掉落的钱包、手机等物品，鞋被踩掉也不要弯腰捡鞋、穿鞋，以免被挤倒发生踩踏危险（图 5-36）。

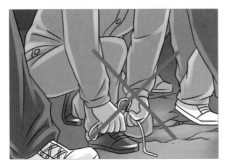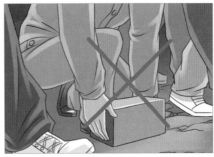

图 5-36　人群中不要弯腰示意图

5. 不要试图超过别人，更不能逆行，听从指挥人员口令（图 5-37）。

（二）出现混乱局面后怎么办？

1. 在拥挤的人群中，要时刻保持警惕，当发现有人情绪不对，或人群开始骚动时，就要做好保护自己和他人的准备。

2. 如果被拥着前进，不要伸直手推挤人群，此时可左手握拳，右手握住左手手腕，双肘撑开平放胸前，微微向前倾，形成一定的空间，以保持呼吸通畅（图 5-38）。若身边有孩子，应立刻将孩子抱在怀中，并将手臂环绕在孩子身上，形成"保护圈"。

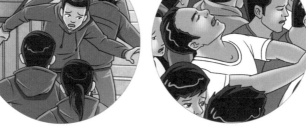

图 5-37　不能逆行示意图　　图 5-38　营造逃生空间示意图

3. 千万不能被绊倒，避免自己成为拥挤踩踏事故的诱发因素。

4. 当发现自己前面有人突然摔倒，要马上停下脚步，同时大声呼救，告知后面的人不要向前靠近。

5. 若被推倒，要设法靠近墙壁，面向墙壁，身体蜷成球状，双手在颈后紧扣，以保护身体最脆弱的部位——头、颈、胸、腹部等。

（三）踩踏事故已经发生该怎么办?

1. 踩踏事故中摔倒的人，一般都是平趴着，身体正面朝下。在人群中如果摔倒，首先是要保护自己脆弱的后脑部位和肋骨区域。手部动作：第一时间要用双手交叉放在颈部、后脑部，双臂夹在头部两侧。腿部动作：要想办法将双膝尽量前屈，护住胸腔和腹腔的重要脏器。躯体动作：顺势侧躺在地，这样还能形成一定空间保证呼吸。侧躺在地上可避免脊椎、脑部受到踩踏，即便腿部、身体侧面被踩成骨折，也不至于立即致命（图 5-39）。

2. 如果摔倒了最好不要向墙边等狭窄区域移动。因为在这个地方还会有人摔倒，会导致压在下边的人窒息。别摔倒，掉钱也别捡，踮着脚走路。有专家建议在拥挤的人群中行走时可以踮脚，但也有专家反对。其实，这要看当事人是否能保持平衡，踮脚走路是为了防止因脚后跟被踩到而摔倒，但是有些人踮脚走路会失去平衡，所以这条视个人情况而定。

3. 若你已经被绊倒或者摔倒，这时应该尽快站起来，或者大声呼唤寻求周围人员的

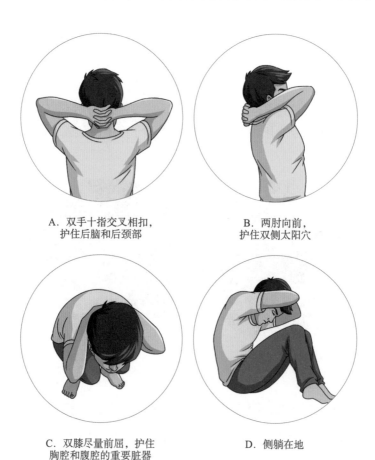

A. 双手十指交叉相扣，护住后脑和后颈部

B. 两肘向前，护住双侧太阳穴

C. 双膝尽量前屈，护住胸腔和腹腔的重要脏器

D. 侧躺在地

图 5-39　跌倒后保护示意图

救助。若你摔倒后没有办法站立起来，那么倒地后绝对不能仰面朝天，否则内脏容易被踩伤。

（四）危急时刻如何保持心理镇定？

1. 在拥挤的人群中，一定要时时保持警惕，不要总是被好奇心理所驱使。当面对惊慌失措的人群时，更要保持自己情绪稳定，不要被别人感染，惊慌只会使情况更糟。

2. 已被裹挟至人群中时，要切记和大多数人的前进方向保持一致，不要试图超过别人，更不能逆行，要听从指挥人员口令。同时发扬团队精神，因为组织纪律性在灾难面前非常重要，专家指出，心理镇定是个人逃生的前提，服从大局是集体逃生的关键。

3. 众多造成严重人员伤亡的踩踏事故，都有一个共同之处，那就是在成千上万人的集会中，少数人发生异常情况，真实信息传播不畅，流言引起人群激动、恐慌和混乱，秩序难以维持，最终酿成悲剧。

4. 如果出现拥挤踩踏的现象，应及时联系外援，寻求帮助。赶快拨打 110 或 120 等。

（五）开车时遇到拥挤人群怎么办？

1. 切忌驾车穿越人群，尤其是群众情绪愤怒、激动或满怀敌意时。因为如果人群发动袭击，打破窗门，翻转汽车，自己可能受重伤（图 5-40）。

2. 倘若自己的汽车正与人群同一方向前进，不要停车观看，应马上转入小路、倒车或掉头，迅速驶离现场。

3. 倘若根本无法冲出重围，应将车停好，锁好车门，然后离开，躲入小巷、商店或民居。如果来不及找停车处，也要立刻停车，锁好车门，静静地留在车内，直至人群拥过。

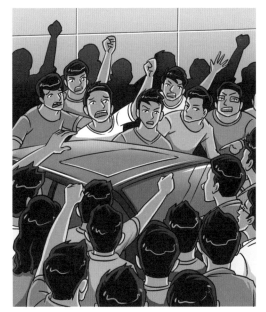

图 5-40　切忌驾车穿越人群示意图

三、踩踏事故后的紧急救助

1. 拥挤踩踏事故发生后，一方面赶快报警，等待救援，另一方面，在医务人员到达现场前，要抓紧时间用科学的方法开展自救和互救。

2. 在救治中，要遵循先救重伤者、老人、儿童及妇女的原则。判断伤势的依据有：神志不清、呼之不应者伤势较重；脉搏急促而乏力者伤势较重；血压下降、瞳孔放大者伤势较重；有明显外伤，血流不止者伤势较重。

3. 濒临死亡患者的救助措施　首先检查患者，如已失去知觉，又呈俯卧状，应小心地将其翻转。保持患者呼吸道畅通，使患者头后仰，防止因舌根后坠堵塞喉部。若患者确已无呼吸，立即进行口对口人工呼吸。如果患者在恢复呼吸后出现呕吐，须防止呕吐物进入气管。若心跳停止，则立即行胸外按压。

四、如何避免踩踏事故的发生

1. 举止文明，人多的时候不拥挤、不起哄、不制造紧张或恐慌气氛。
2. 尽量避免到拥挤的人群中，不得已时，尽量走在人流的边缘。
3. 要事前熟悉所有的安全出口，同时要保障安全出口处的畅通无阻。
4. 要时刻保持冷静，提高警惕，尽量不要受周围环境影响。

练习：踩踏事件的自救与互救 ···

目的：掌握踩踏事故中的自救互救措施。

准备：楼梯间。

练习说明：

1. 在室外场地模拟交通事故发生场景。

2. 练习说明：学员分成两组，一组作为演练人员组，一组为观察员组；演练人员在楼梯间进行踩踏事故发生时的情景演练，做出自救互救措施；观察组指出不足之处；两组角色互换。

第九节 | 传染病暴发

传染病是由人传人或动物传给人以及相继传播的，由病原生物感染引起的疾病。按传播方式分为呼吸道传染病、消化道传染病、虫媒传染病、动物源性传染病及其他。传染病暴发是指某种传染病在短时间内发生，出现大量的患者或死亡病例，其发病率远远超过常年发病率水平的情况。作为突发公共卫生事件的一类，传染病疫情对人类的生命安全和社会经济发展构成极大的威胁。

教学目的
- 熟悉传染病暴发的基本环节
- 掌握法定传染病分类及报告
- 掌握传染病暴发时的控制措施

教学方法
- 以理论讲解、派发知识手册、模拟演练操作为主
- 以视频、电影观看为辅

学时安排
- 1 学时（45 分钟）

教学重点
- 传染病暴发时的控制措施

教学难点
- 法定传染病分类及报告
- 传染病暴发的基本环节

一、传染病暴发流行的基本环节

传染病在群体中发生和蔓延的过程，即病原体从感染者体内排出，经过一定的传播途径，侵入易感者体内而形成新的感染，并不断传播的过程。这一过程必须具备三个条件，即传染源、传播途径和易感人群，统称为流行过程的三个环节。

1. 传染源　传染病的病原体种类繁多，包括病毒、细菌、立克次体、寄生虫等。传染源指体内有病原体生长、繁殖并能排出病原体的人和动物。传染病患者、病原携带者、受感染的动物等均为传染源。

2. 传播途径　病原体为了维持其生物种的存在，需不断地更换宿主。病原体由传染源排出后再侵入另一个易感机体，它在外界环境中所经历的途径称传播途径。病原体在外界环境中必须依附于各种生物或非生物媒介，例如空气、水、食物、手、蝇及日常生活用品等，参与病原体传播的媒介统称传播途径。常见的传播途径有以下几种：经空气传播、飞沫传播、经水传播、经食物传播、接触传播、媒介节肢动物传播、经土壤传播、垂直传播、医源性传播等。

3. 易感人群　人群作为一个整体对传染病易感的程度称人群易感性。人群易感性以人群中非免疫人口占全部人口的百分比表示。判断某一人都对某种传染病易感水平的高低，可从该病以往在人群中流行情况，该病的预防接种情况及对人群进行该病抗体的水平检测结果而定。影响人群易感性升高的主要原因有：新生儿的增加、易感人口的迁入、免疫人口的死亡、免疫人口免疫力自然消失。影响人群易感性下降的主要原因：预防接种、流行后免疫人口增加、隐性感染后免疫人口增加。

二、影响传染病暴发流行的因素

传染病的暴发流行既是生物现象，也是社会现象。除上述三个基本条件外，传染病的暴发流行还受到自然因素和社会因素的影响，即传染病暴发流行过程中的两个因素。

1. 自然因素　影响传染病暴发流行过程的自然因素很多，其中最明显的是气候因素与地理因素。

气候因素不仅对人群活动、动物宿主和媒介昆虫的孳生繁殖有明显影响，而且对游离性病原体的存活时间也有作用。有流行病学意义的气候因素包括气温、降水量、湿度、风速与风向等。气候因素对虫媒传染病及动物源性传染病的影响最大，如气温、湿度和雨量对疟疾、流行性乙型脑炎的流行明显相关。因为这些气候因素对蚊媒孳生繁殖及病原体在蚊体内增殖和生活周期有直接影响。夏秋季节暴雨引发洪水泛滥，居民与带有钩端螺旋体的猪、鼠粪尿污染的水体接触而导致钩端螺旋体病暴发。风可作为传染病病原体和虫媒传播的载体，故风向、风速对某些传染病的传播和分布也颇有影响。

地理因素对某些传染病的流行也有明显影响，例如，血吸虫的生活史诸环节都在有水的条件下完成，故此病为沿水系地理分布，我国主要分布于长江沿岸以及南部12个省份。

2. 社会因素　社会因素包括社会政治、经济制度、社会人文、风俗习惯、社会结构等。不良的社会环境如社会动乱、经济拮据、不良生活方式等都可成为发病因素。社会因素成为影响发病的条件，可通过三种方式作用于人体：①社会因素形成直接致病因子，如大气污染、吸烟、吸毒等；②社会因素造成人体体质下降，形成间接致病因子，如营养不良、居住拥挤等；③社会因素影响的心理障碍，如政治动乱、经济负担过重、人际关系紧张等，可成为直接或间接的致病因子。因此，社会因素对传染病的暴发流行有时可起到决定性的作用。

三、我国的传染病分类和管理

我国《传染病防治法》根据传染病的危害程度和应采取的监督、监测、管理措施，参照国际上统一分类标准，结合中国的实际情况，将全国发病率较高、流行面积较大、危害严重的40种急性和慢性传染病列为法定管理的传染病，并根据其传播方式、速度及对人类危害程度的不同，分为甲、乙、丙三类，实行分类管理。

1. 甲类传染病（2种）　也称为强制管理传染病，包括鼠疫、霍乱。对此类传染病发生后报告疫情的时限，对患者、病原携带者的隔离、治疗方式以及对疫点、疫区的处理等，均强制执行。

2. 乙类传染病（27种）　也称为严格管理传染病，包括传染性非典型肺炎、人感染高致病性禽流感、病毒性肝炎、细菌性和阿米巴性痢疾、伤寒和副伤寒、艾滋病、麻疹、淋病、梅毒、脊髓灰质炎、白喉、百日咳、流行性脑脊髓膜炎、猩红热、流行性出血热、狂犬病、钩端螺旋体、血吸虫病、布鲁氏菌病、炭疽、流行性乙型脑炎、疟疾、肺结核、新生儿破伤风、登革热、人感染H7N9禽流感。对此类传染病要严格按照有关规定和防治方案进行预防和控制。其中，传染性非典型肺炎、炭疽中的肺炭疽、人感染高致病性禽流感虽被纳入乙类，但可直接采取甲类传染病的预防、控制措施。

2020年国家卫生健康委员会发布公告，将新型冠状病毒感染的肺炎纳入乙类传染病，并采取甲类传染病的预防、控制措施。

3. 丙类传染病（11种）　也称为监测管理传染病，包括丝虫病、包虫病、麻风病、流行性感冒（包括甲型H1N1流感）、流行性腮腺炎、风疹、流行性和地方性斑疹伤寒、黑热病、急性出血性结膜炎，以及除霍乱、痢疾、伤寒和副伤寒以外的感染性腹泻病、手足口病。

国务院卫生行政部门根据传染病暴发、流行情况和危害程度，可以决定增加、减少或者调整乙类、丙类传染病病种并予以公布。

凡是执行职务的医疗保健人员、卫生防疫人员皆为责任疫情报告人。发现甲类和乙类的传染性非典型肺炎、脊髓灰质炎、人感染高致病性禽流感、肺炭疽的患者、携带者和疑似患者，应于 2 小时内向当地县级疾病预防控制机构报告。其他乙类和丙类传染病应于 24 小时内进行报告。

四、控制传染病暴发的措施

防治传染病的基本原则为：控制传染源、切断传播途径、保护易感人群。

1. 对传染源的措施　针对患者、携带者以及接触者应采取不同的措施。

（1）患者：要早发现、早诊断、早报告、早隔离、早治疗，即所谓"五早"。甲类传染病患者和病原携带者、乙类传染病中的艾滋病、肺炭疽患者必须隔离治疗。如拒绝隔离治疗或隔离期未满擅自逃离隔离治疗者，诊治单位可提请公安部门协助采取强制隔离治疗措施。

（2）病原携带者：对病原携带者应作好登记并进行管理，指导他们养成良好的卫生习惯；要定期随访，经 2～3 次病原学检查阴性时，方可解除管理；在饮食行业、服务行业及托幼机构工作的病原携带者应暂时调离工作岗位，久治不愈的伤寒或病毒性肝炎的病原携带者不得从事威胁性职业。艾滋病、乙型和丙型肝炎及疟疾的病原携带者严禁献血。

（3）接触者：指曾接触传染源而有可能感染者，应接受检疫或医学观察，期限为从最后接触之日算起相当于该病的最长潜伏期。

2. 针对传播途径的措施　主要是针对传染源污染的环境所采取的措施。如肠道传染病，主要是消毒由粪便排出的病原体所污染的物品和外环境；呼吸道传染病主要通过空气飞沫污染环境，一般是通风和空气消毒；虫媒传染病重点是杀虫。

消毒是用化学、物理和生物的方法杀灭和消除环境中致病性微生物。消毒可分预防性消毒、疫源地消毒。疫源地消毒又分随时消毒和终末消毒。

（1）预防性消毒：针对可能被致病微生物污染的场所和物品消毒，如饮水消毒、公共场所的空气消毒等。

（2）疫源地消毒：对现有或曾经有传染源存在的场所进行消毒，其目的是消灭传染源排出的致病微生物。

1）随时消毒：指有传染源存在的疫源地，对传染源的排泄物或被污染的物品、场所及时消毒。

2）终末消毒：指传染源痊愈、死亡或离开所在地（如住院或出院）后对疫源地进行一次彻底消毒。一般是对致病微生物在外环境抵抗力较强的疾病，如霍乱、伤寒、肺鼠疫、肺结核等，要进行终末消毒。对致病微生物在外环境存活时间较短的传染病，如麻疹、水痘、流行性感冒等，一般不需要进行终末消毒。

除消毒外，还需采取一些紧急措施中断传播途径，如限制或停止群众性活动如集市、集会等；停工、停业、停课；临时征用房屋、交通工具；封闭被传染病病原体污染的公共饮用水源。如甲类或乙类传染病暴发、流行时，县级以上地方政府可以宣布划定疫区。甲类传染病疫区，经省、市、自治区政府决定可实施封锁。封锁疫区导致中断干线交通或封锁国境须由国务院决定。

3. 对易感者的措施　免疫预防，包括被动免疫和主动免疫；药物预防；注意卫生，做好个人防护；尽量少去人多的地方；注意防寒，低温时人体抵抗力下降；注意交叉感染；合理搭配饮食，睡眠充足；定期检查。

4. 尸体处理　因患鼠疫、霍乱和炭疽病死亡的患者尸体，由治疗患者的医疗单位负责消毒处理，处理后应当立即火化。患病毒性肝炎、伤寒和副伤寒、艾滋病、白喉、炭疽、脊髓灰质炎死亡的患者尸体，由治疗患者的医疗单位或者当地卫生防疫机构消毒处理后火化。

练习：传染病暴发的自救与互救 ···

目的：掌握传染病暴发的自救互救措施。

准备：隔离病房。

练习说明：学员分成两组，一组作为演练人员组，一组为观察员组；演练人员在隔离病房进行传染病暴发时的情景演练，做出控制传染源、切断传播途径和保护易感人群相关措施；观察组指出不足之处；两组角色互换。

第十节 | 食品安全与职业危害

教学目的	• 熟悉当前我国食品安全方面的主要问题及对策 • 熟悉职业危害因素及致病特点 • 掌握常见职业危害的防治措施
教学方法	• 以理论讲解、派发知识手册、模拟演练操作为主 • 以视频、电影观看为辅
学时安排	• 1 学时（45 分钟）
教学重点	• 常见职业危害的防治措施
教学难点	• 食品安全方面的主要问题及对策 • 职业危害因素及致病特点

一、食品安全

食品安全有两个方面的含义，一是指一个国家或社会的食品保障，即是否具有足够的食物供应；二是指食品中有毒、有害物质对人体健康影响的公共卫生问题。人民的温饱问题得到基本解决之后，就在考虑怎么吃好了。因此，食品加工业在这一阶段得到长足的发展。但随之而来的食品供应质量安全问题引起了人们的高度重视。

（一）我国当前食品安全的主要问题及原因

1. 由食源性疾病引发的问题 由食源性污染产生的疾病，已成为目前危害中国公民健康的重要因素之一。按照国家卫生健康委员会提供的统计数字，我国最近几年的食品安全问题呈现上升趋势。上报食物中毒报告例数、中毒人数和死亡人数都有较大的上升。从目前的统计数字来看，我国每年食物中毒报告例数为 2 万 ~ 4 万人。

2. 化学污染带来的食品安全问题　化学污染因素主要包括环境污染物、农（兽）药残留和生物毒素（如细菌、真菌毒素）等。

（1）环境污染对食品安全的威胁：首先，江河、湖泊、近海等污染是导致食品不安全的重要因素。这些被污染水体中的持久性有机污染物和重金属会在农、畜、水产品中富集，进而对人体健康构成严重危害。

（2）种植业与养殖业造成的源头污染：化肥、农药、兽药、生长调节剂等农用化学品的大量使用，从源头上给食品安全带来极大隐患。我国每年氮肥的使用量高达 2 500 万吨，农药超过 130 万吨，单位面积使用量分别是世界平均水平的 3 倍和 2 倍。

（3）生物毒素的污染：生物毒素污染主要包括细菌毒素和真菌毒素两个方面。细菌毒素可直接引起细菌性食物中毒，如金黄色葡萄球菌产生的葡萄球菌肠毒素与肉毒杆菌产生的肉毒杆菌毒素都具有很强的毒性，会使人产生严重的呕吐和神经中毒症状。

3. 食品在生产加工过程中的问题　食品在加工生产过程造成的食品安全问题主要有 3 个方面。

（1）超量使用、滥用食品添加剂和非法添加物造成的食品安全问题。

（2）生产加工企业未能严格按照工艺要求操作，微生物杀灭不完全，导致食品残留病原微生物或在生产、储藏过程中发生微生物腐败而造成的食品安全问题。

（3）应用新原料、新技术、新工艺所带来的食品安全问题。中国科学院微生物研究所曾对生产酱油所用菌种进行了黄曲霉毒素产毒能力的研究，结果发现 4 种能产生黄曲霉毒素的菌种。

4. 食品流通环节的问题　目前在食品安全的保障体系中，流通领域是个薄弱的环节，仓储、储运、货柜达不到标准，致使许多出厂合格的产品，在流通环节变成不合格，甚至成为腐败变质的食品。同时，由于管理不善，一些假冒伪劣产品堂而皇之地进入店堂出售。

5. 违法生产、经营带来的食品安全问题

（1）无证无照非法生产经营食品问题依然严重。

（2）食品生产经营企业法律意识淡漠、重生产轻卫生、弄虚作假、出售过期变质食品等，给食品安全带来很大隐患。

（3）生产者素质较低、卫生意识淡薄、规范操作能力差等极易造成食品污染和食物中毒事故的发生。

（二）食品安全问题的危害

食品在人类生产生活中居于特殊地位，由其引发的有害效应对社会和经济的影响将是全方位的。

1. 严重威胁了消费者的生命安全和健康，引发人们对食品安全的信任危机。获得安全、营养和健康的食品是每一个消费者的最基本权益。然而，蔓延欧洲大陆的牛海绵状脑病（俗称疯牛病）造成一些人患上了克罗伊茨费尔特 - 雅各布病（克雅病），在患者中有近百人死亡，引起整个欧洲甚至可以说全世界消费者空前的"食品信任危机"。

2. 造成生产经营企业重大的经济损失，给行业发展带来沉重打击。前些年疯牛病在英国等 13 个欧洲国家蔓延，欧盟为疯牛病付出了沉重的代价。首先，欧盟牛肉消费市场遭到重创，疯牛病导致欧洲牛肉市场一蹶不振。其次欧盟肉骨粉加工业遭到重创，这一项的经济损失达 12.9 亿美元，而且还要为焚烧动物下脚料支付 25.8 亿美元。

（三）我国当前食品安全问题的对策

1. 加强宣传教育，提高全民素质。

2. 完善与食品安全相关的法规和标准，提高食品安全领域的科技水平。

3. 加大监督力度，坚决打击制假、售假等违法行为。

4. 充分发挥行业协会的作用。

5. 提高检测技术和能力，为保障食品安全提供技术支撑。

6. 加强国际合作，积极吸纳国际先进的食品安全管理经验，积极采用国际标准。

7. 建立食品安全预警系统，加强对食品安全的有效控制。

（四）民众日常生活中如何保证食品安全？

1. 注意看经营者是否有营业执照，其主体资格是否合法。

2. 注意看食品包装标识是否齐全，注意食品外包装是否标明商品名称、配料表、净含量、厂名、厂址、电话、生产日期、保质期、产品标准号等内容。

3. 不购买和食用三无产品。

4. 看产品标签，注意区分认证标志。

5. 看食品的色泽，不要被外观过于鲜艳、好看的食品所迷惑。

6. 看散装食品经营者的卫生状况，注意有无健康证、卫生合格证等相关证照，有无防蝇防尘设施。

7. 看食品价格，注意同类同种食品的市场比价，理性购买"打折""低价""促销"食品。

8. 购买肉制品、腌腊制品最好到规范的市场、"放心店"购买，慎购游商销售的食品。

9. 妥善保管好购物凭据及相关依据，以便发生消费争议时能够提供维权依据。

10. 注意个人卫生，饭前便后洗手，自己的餐具洗净消毒，不用不洁容器盛装食品，不乱扔垃圾防止蚊蝇孳生。

11. 打开食品包装，检查食品是否具有它应有的感官性状。

12. 不随便吃野菜、野果。野菜、野果的种类很多，其中有的含有对人体有害的毒素，缺乏经验的人很难辨别清楚，只有不随便吃野菜、野果，才能避免中毒，确保安全。

13. 生吃瓜果要洗净。瓜果蔬菜在生长过程中不仅会沾染病菌、病毒、寄生虫卵，还有残留的农药、杀虫剂等，如果不清洗干净，不仅可能染上疾病，还可能造成农药中毒。

14. 在进食的过程中如发现感官性状异常，应立即停止进食。

二、职业危害

职业危害指在生产劳动过程及其环境中产生或存在的，对职业人群的健康、安全和作业能力可能造成不良影响的一切要素或条件的总称。国家安全生产监督管理总局、国家煤矿安全监察局于 2003 年 12 月颁布的《国家安全生产科技发展规划（2004—2010）》指出，全国有 50 多万个厂矿企业，存在不同程度的职业危害，接触粉尘、毒物和噪声等职业危害的职工在 2 500 万人以上。国家卫生健康委在 2022 年 4 月召开了"一切为了人民健康——我们这十年"主题新闻发布会，会议指出，党的十八大以来，职业健康事业快速发展，职业病防治工作取得明显成效。一是法规标准体系和监管体制机制不断完善；二是重点行业专项治理持续推进；三是技术服务和支撑能力显著提升；四是风险监测评估工作不断加强；五是职业健康保护行动全面开展。近年来，尘肺病等重点职业病高发势头得到初步遏制，劳动者职业健康权益进一步得到保障。全国报告新发职业病病例数从 2012 年的 27 420 例下降至 2021 年 15 407 例，降幅达 43.8%；其中，报告新发职业性尘肺病病例数从 2012 年的 24 206 例下降至 2021 年的 11 809 例，降幅达51.2%。

（一）职业危害因素

职业危害因素是指在生产过程、劳动过程、作业环境中存在的各种有害的化学、物理、生物因素以及在作业过程中产生的其他危害劳动者健康，能导致职业病的有害因素。

1. 生产过程中的危害因素　在生产过程中导致职业病的危害因素主要有以下几种：

（1）生产性粉尘

1）固体物质的破碎和加工：常见于矿石开采过程中的凿岩、爆破；耐火材料、玻璃、水泥、陶瓷等工业原料的加工；化工行业中固体原料的处理加工；粮谷脱粒等过程（图 5-41）。

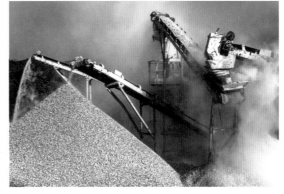

图 5-41　生产性粉尘

2）物质的不完全燃烧：如煤炭不完全燃烧的烟尘。

3）蒸气的冷凝或氧化：如铅熔炼时产生的氧化铅烟尘。

（2）生产性毒物：来自生产原料、中间产品、成品和"三废"。

1）金属及其化合物：铅、汞、锰、镉、磷及其化合物。

2）刺激性气体：甲醛、二氧化硫、氨气、氯气。

3）窒息性气体：硫化氢、一氧化碳。

4）酸、碱：硫酸、盐酸、氢氧化钠。

5）有机溶液：苯、甲苯、正己烷、汽油、油漆。

6）苯的氨基硝基化合物：苯胺、二苯胺、二硝基苯胺。

7）油类、合成树脂：柴油、煤油、松节油、润滑油、焦油；农药及药物。

8）有机磷类农药、氨基甲酸酯类农药等。

（3）物理因素

1）异常气象条件：如高温、高湿、低温等。

2）噪声、振动。

3）电离辐射（α、β、γ、X）射线等，包括放射性物质可能产生的各种射线。

2. 劳动过程中的有害因素　主要有：①劳动组织和制度不合理，劳动作息制度不合理等；②精神（心理）性职业紧张；③劳动强度过大或安排不当，如安排的作业与劳动者生理状况不相适应等；④身体器官或系统过度疲劳，如视力紧张等；⑤长时间处于不良体位或使用不合理工具等。

3. 生产环境中的有害因素　主要有：①自然环境中的因素，如炎热季节的太阳辐射；②厂房建筑或布局不合理，如有毒工段安排在一个车间；③由不合理生产过程所导致的环境污染；④生产场所设计不合理，防护措施缺乏，不完善或效果不好，缺乏安全防护设备和必要的个人防护用品等。

（二）常见职业危害的致病特点与防治

1. 生产性粉尘的危害与防治

（1）生产性粉尘对人体的危害：生产性粉尘进入人体后，根据其性质、沉积的部位和数量不同可引起不同的病变。

1）肺尘埃沉着病（尘肺）：长期吸入一定量的某些粉尘可引起尘肺，这是生产性粉尘引起的最严重的危害（图5-42）。

2）粉尘沉着症：吸入某些金属粉尘，如铁、钡、锡、等到达一定量时，对人体会造成危害。

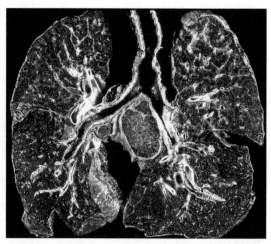

图 5-42　尘肺

3）有机粉尘可引起变态性病变：某些有机粉尘，如发霉的稻草、羽毛等可引起间质肺炎或外源性过敏性肺泡炎以及过敏性鼻炎、皮炎、湿疹或支气管哮喘。

4）呼吸系统肿瘤：有些粉尘已被确定为致癌物，如放射性粉尘、石棉、镍、铬、砷等。

5）局部作用：粉尘作用可使呼吸道黏膜受损。经常接触粉尘还可引起皮肤、耳、眼的疾病。粉尘堵塞皮脂腺，可使皮肤干燥，引起毛囊炎、脓皮病等。金属和磨料粉尘可引起角膜损伤，导致角膜混浊。沥青在日光下可引起光感性皮炎。

6）中毒作用：吸入的铅、砷、猛等有毒粉尘，能在支气管和肺泡壁上溶解后被吸收，引起中毒。

（2）粉尘综合治理八字方针：综合治理防尘措施可概括为八个字，即"革、水、密、风、管、教、护、检"。

1）"革"：工艺改革。以低粉尘、无粉尘物料代替高粉尘物料，以不产尘设备、低尘设备代替高产尘设备，这是减少或消除粉尘污染的根本措施。

2）"水"：湿式作业可以有效地防止粉尘飞扬。例如，矿山开采的湿式凿岩、铸造业的湿砂造型等。

3）"密"：密闭尘源。使用密闭的生产设备或者将敞口设备改成密闭设备。这是防止和减少粉尘外逸，治理作业场所空气污染的重要措施。

4）"风"：通风排尘。受生产条件限制，设备无法密闭或密闭后仍有粉尘外逸时，要采取通风措施，将产尘点的含尘气体直接抽走，确保作业场所空气中的粉尘浓度符合国家卫生标准。

5）"管"：领导要重视防尘工作，防尘设施要改善，维护管理要加强，确保设备良好、高效地运行。

6）"教"：加强防尘工作的宣传教育，普及防尘知识，使接尘者对粉尘危害有充分的了解和认识。

7）"护"：受生产条件限制，在粉尘无法控制，或高浓度粉尘条件下作业，必须合理、正确地使用防尘口罩（图5-43）、防尘服等个人防护用品。

8）"检"：定期对接尘人员进行体检；对从事特殊行业的人应发放保健津贴；有作业禁忌证的人员，不得从事接尘作业。

2.生产性毒物的危害和防治

（1）生产性毒物对人体的危害：由于接触生产性毒物引起中毒，称为职业中毒。生产性毒物可作用于人体的多个系统，表现在：

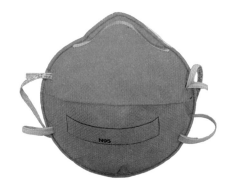

图 5-43　N95 口罩

1）神经系统：铅、锰中毒可损伤运动神经、感觉神经，引起周围神经炎。震颤常见于锰中毒或急性一氧化碳中毒后遗症。重症中毒时可发生脑水肿。

2）呼吸系统：一次性吸入大量高浓度有毒气体可引起窒息；长期吸入刺激性气体能引起慢性呼吸道疾病，可出现鼻炎、咽炎、支气管炎等上呼吸道炎症；长期吸入大量刺激性气体可引起严重的呼吸道病变，如化学性肺水肿和肺炎。

3）血液系统：铅可引起低色素性贫血，苯及三硝基甲苯等毒物可抑制骨髓的造血功能，表现为白细胞和血小板减少，严重者发展为再生障碍性贫血。一氧化碳可与血液中的血红蛋白结合形成碳氧血红蛋白时造成组织缺氧。

4）消化系统：汞盐、砷等毒物大量进入口时，可出现腹痛、恶心呕吐与出血性肠胃炎。铅及铊中毒时，可出现剧烈的持续性的腹绞痛，并有口腔溃疡、牙龈肿胀、牙齿松动等症状。长期吸入酸雾，可致牙釉质破坏、脱落。四氯化碳、溴苯、三硝基甲苯等可引起急性或慢性肝病。

5）泌尿系统：汞、铀、砷化氢、乙二醇等可引起中毒性肾病，如急性肾衰竭、肾病综合征和肾小管综合征等。

6）其他：生产性毒物还可引起皮肤、眼睛、骨骼病变。许多化学物质，可引起接触性皮炎、毛囊炎。接触铬、铍的工人皮肤可以发生溃疡，如长期接触焦油、沥青、砷等可引起皮肤黑病变，甚至是诱发皮肤癌。酸碱等腐蚀性化学物质可引起刺激性眼结膜炎和角膜炎，严重者可引起化学性灼伤。溴甲烷、有机汞、甲醇等中毒，可造成视神经萎缩，以致失明。有些工业毒物还可诱发白内障。

（2）综合防毒措施：预防职业中毒必须采取综合性的防治措施。

1）消除毒物，从生产工艺流程中消除有毒物质，用无毒物或低毒物代替有毒物，改革能产生有害因素的工艺过程，改造技术设备，实现生产的密闭化、连续化、机械化和自动化，使作业人员脱离或减少直接接触有害物质的机会。

2）密闭、隔离有害物质污染源，控制有害物质逸散，对逸散到作业场所的有害物质要采取通风措施，控制有害物质的飞扬、扩散。

3）加强对有害物质的监测，控制有害物质的浓度，使其低于国家有关标准规定的最高容许浓度。

4）加强对毒物及预防措施的宣传教育，建立健全安全生产责任制、卫生责任制和岗位责任制。

5）加强个人防护，在存在毒物的作业场所作业，应使用防护服、防护面具、防毒面罩、防尘口罩等个人防护用品。

6）提高机体免疫力，因地制宜地开展体育锻炼，注意休息，加强营养，做好季节性多发病的预防。

7）接触毒物作业人员要定期进行健康检查，必要时实行转岗、换岗作业。

3. 噪声的危害与防治

（1）噪声对健康的危害

1）听觉系统长期接触强烈的噪声后，听觉器官首先受害，主要表现为听力下降。噪声引起的听力损伤主要与噪声的强度和结束的时间有关。听力损伤的发展过程首先是生理反应，后出现病理改变。生理性听力下降的特点为脱离噪声环境一段时间即可恢复，病理性的听力下降则不能完全恢复。

2）神经系统表现有头痛、头晕、耳鸣、心悸、易疲倦、易激怒及睡眠障碍等神经衰弱综合征。

3）心血管系统表现为心率加快或减慢，血压不稳（趋向增高）等。

4）消化系统出现肠胃功能紊乱、食欲减退、消瘦、胃液分泌减少、胃肠蠕动减慢等。

（2）防治噪声危害的措施

1）严格遵守工业企业噪声卫生标准：我国 1980 年公布的《工业企业噪声卫生标准（试行）》是根据 A 声级制定的，以语言听力损伤为主要依据并参考其他系统的改变。规定工作地点噪声容许标准为 85dB（A），现有企业暂时达不到的可适当放宽，但不得超过 90dB（A）。另有规定接触不足 8 小时的工作，噪声标准可相应放宽，即接触时间减半，容许放宽 3dB（A），但无论时间多短，噪声强度最大不得超过 115dB（A）。

2）控制和消除噪声源：这是防止噪声危害的根本措施。应根据具体情况采取不同的方式解决，对鼓风机、电动机，可采取隔离一定距离或移除室外；如织机、风动工具可采用改进工艺等技术措施解决，以无梭织机代替有梭织机，以焊接代替铆接，以压铸代替锻造；此外，加强维修，减低不必要的附件松动或松动的附件的撞击噪声。

3）合理规划和设计厂区与厂房。产生强烈噪声的工厂与居民区以及噪声车架和非噪声车间之间应有一定距离（防护带）。

4）控制噪声传播和反射：①吸声，将多孔材料贴敷在墙壁及屋顶表面，或制成尖劈形式悬挂于屋顶或装设在墙壁上，以吸收声能达到降低噪声强度目的；或利用共振原理采用多孔作为吸收的墙壁结构，均能起到较好的吸声效果。②消声，消声是防止动力性噪声的主要措施，用于风道和排气道，常用的有阻性消声器、抗性消声器及阻抗复合消声器，消声效果很好。③隔声，用一定的材料、结构和装置将声源封闭，以达到控制噪声传播的目的，常见的有隔声室、隔声罩等。④隔振，为了防止通过固体传播的振动性噪声，必须在机器或振动体的基础和地板、墙壁连接处设隔振或减振装置。

5）个体防护：主要保护听觉器官，在作业环境噪声强度比较高或在特殊高噪声条件下工作，佩戴个人防护用品是一项有效的预防措施（图 5-44）。

6）定期对接触噪声的工人进行健康检查。特别是听力检查，观察听力变化情况，以便早期发现听力损伤，及时采取有效的防护措施。

7）合理安排劳动和休息时间，实行工作休息制度。

4. 高温作业的危害与防治

（1）高温作业对健康的危害：在高温环境下劳动时，如果高温和辐射超过一定限度，能对人体产生不良的影响，严重者可发生中暑。中暑分为三级：

1）先兆中暑。在高温作业场所劳动一定时间后，出现大量出汗、口渴、头晕、耳鸣、胸闷、心悸、恶心、全身疲乏、四肢无力、注意力不集中等症状，体温正常或略有升高。如能及时离开高温环境，经休息后短时间内症状即可消失。

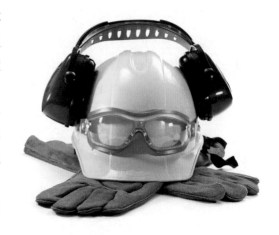

图 5-44　防噪音安全帽

2）轻症中暑。除上述先兆中暑症状外，尚有下列症候群之一，并被迫不得不停止劳动者：体温在 38℃ 以上，有面呈潮色、皮肤灼热等现象；有呼吸、循环衰竭的早期症状，如面色苍白、恶心、呕吐、大量出汗、皮肤湿冷、血压下降、脉搏细弱而快等情况。轻症中暑在 4～5 小时内恢复。

3）重症中暑。除上述症状外，出现颓然昏倒或痉挛或皮肤干燥无汗，体温在 40℃ 以上者。

（2）防暑降温措施

1）厂矿企业应结合技术革新，改进生产工艺过程和操作过程，改善工具设备，减少高温部件、产品暴露的时间和面积，避免高温和热辐射对工人的影响。

2）当各种热源发热表面的辐射热和对流热显著影响操作工人时，应尽量采取隔热措施，采取隔热措施后，其表面温度要求不超过 60℃，最好在 40℃ 以下。

3）高温车间的防暑降温，应当首先采用自然通风。

4）新建、扩建厂矿高温车间的厂房建筑，为自然通风畅通，首先考虑建筑方位与自然通风的关系，使厂房的纵轴与夏季主导风向垂直，并防止阳光直射到工作地点。

5）除工艺的过程要求或其他特殊需要的车间，应装设全面的机械通风，一般高温车间可利用自然通风外，还应根据温度、辐射热、气流速度的情况，在局部工作地点使用送风风扇、喷雾风扇等局部送风装置。

6）高温、高湿及放散有害气体的车间，如铬电解、印染、缫丝车间等，应根据工艺特点，采取隔热、自然通风、机械送风及机械排风装置。

7）对于特殊高温作业场所，如高温车间的天车，应采取隔热、送风或小型空气调节器等设备，并注意补充新鲜空气。

8）烧窑的轮窑，不要过早出热窑，应尽量提前打开窑门和火眼盖通风，并淋水以加速砖瓦的可冷却，再用风扇或喷雾风扇送风机隔热，以降低工作地点的温度和减少辐射热。

9）要采用一些技术要高、投资较大的设备时，必须先经过详细的了解和设计，才能安装；交工时应有验收制度，以防止效果不良，造成浪费。

（3）防暑降温保健措施

1）对高温作业工人应进行就业前和入暑前的健康检查。凡有心、肺、血管器质性疾病，持久高血压，胃及十二指肠溃疡，活动性肺结核，肝病，肾病，肥胖病，贫血及急性传染病后身体虚弱，中枢神经系统器质性疾病者，不宜从事高温作业。

2）炎热时期应该组织医务人员深入车间、工地巡回医疗和防治观察。

3）对高温作业和夏季露天作业者，应给足够的合乎卫生要求的饮料、含盐饮料，其含盐浓度一般为 0.1% ～ 0.3%。清凉饮料的供应量，可根据气温、辐射强度大小和劳动强度不同，分别供应。轻体力劳动一般每日每人供应量不宜少于 2 ～ 3L，中等或重体力劳动不宜少于 3 ～ 5L，但应防止暴饮。

4）对辐射强度较大的高温作业工人，应提供耐燃、坚固、热导率较小的白色工作服，其他高温作业可根据实际需要供给工人手套、鞋、靴罩、护腿、眼镜和隔热面罩等，甚至配备特殊隔热服，并加强对防护服装的清洗、修补和管理工作（图5-45）。

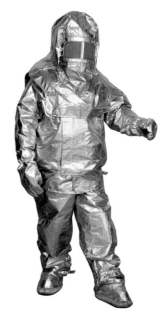

图 5-45　隔热服

练习：食品安全常识 ···

目的：熟悉食品安全常识。

准备：蔬菜、肉类、包装食品等模拟物品。

练习说明：模拟现实购物场景，对食品安全相关知识进行提问。

第十一节 | 恐怖袭击与群死群伤

恐怖袭击是极端分子人为制造的针对但不仅限于平民及民用设施的不符合国际道义的攻击方式。恐怖袭击从 20 世纪 90 年代以来，有在全球范围内迅速蔓延的严峻趋势。极端分子使用的手段也由最初的纯粹军事打击演化到绑架、残杀平民、自杀爆炸等骇人的行动。

教学目的
- 熟悉当前恐怖袭击的形势、特点、危害
- 掌握防范恐怖袭击的自救互救措施

教学方法
- 以理论讲解、派发知识手册、模拟演练操作为主
- 以视频、电影观看为辅

学时安排
- 1 学时（45 分钟）

教学重点
- 恐怖袭击的自救互救措施

教学难点
- 当前恐怖袭击的形势、特点、危害

一、恐怖袭击事件的特点

恐怖分子、恐怖组织用恐怖袭击事件达到其自身的政治目的，鼓吹以暴力恐怖手段改变社会政治活动，注重这种暴力事件所造成社会影响。无辜的平民成为恐怖分子的主要袭

击对象，制造大规模的恐怖气氛，以对政府施压，企图实现其政治目的。恐怖袭击事件的主要特点有以下三点：

1. 突发性　恐怖主义犯罪的直接目的是造成最大限度的社会公众的心理恐慌，取得最大的恐怖效果，从而引起最大限度的关注。因此，理想的作案时间是一些节假日、重大活动的庆典日、纪念日和某些重要会议或活动的举行日期，以达到扩大影响力的目的。在这些特定的时期加强安保工作对于防治恐怖活动意义重大。

2. 凶残性　与一般的犯罪行为不同，恐怖分子采取的犯罪行为不仅极度残忍，而且具有强烈的精神、心理刺激作用。在恐怖分子看来，恐怖事件的对象不是重要的，重要的是通过恐怖事件在大众中制造强烈的恐怖气氛，要让全社会的人都恐慌、恐惧和不安。

3. 组织性　恐怖组织往往具有多层次的等级权力制度，下级服从上级，逐渐形成了完善的组织结构，各部门分工明确。随着信息革命和恐怖犯罪攻击范围的扩大，新型恐怖组织出现了平行的网络化组织结构，以适应大规模和远程攻击的需要，使恐怖犯罪的信息链缩短，化整为零，恐怖犯罪更加出其不意，防不胜防。

二、恐怖袭击的危害

1. 恐怖袭击具有极大的杀伤性与破坏力，能直接造成严重的人员伤亡和财产损失。恐怖分子往往使用爆炸、枪击、纵火、砍杀甚至生物毒气等暴力手段，在节假日、重大活动庆典日、纪念日等特殊日期，对无辜的平民群体实施恐怖袭击，极易造成严重的群死群伤事件。

2. 恐怖袭击将给受害国带来巨大的反恐压力。恐怖袭击不同于一般的刑事犯罪，也不同于常规战争，它是一种"以小博大"的极端不对称的暴力活动。这种"不对称"之所以极端，是因为它并不是军事作战中的不对称，而是恐怖组织有预谋地针对毫无防范能力的平民进行袭击的不对称。这种"不对称"还体现在一国政府难以给予"受害群体"全面保护而防范这种袭击。为了达到反恐、防恐的目的，受害国就必须加大人力物力的投入，这势必给该国的财政带来巨大的压力。

3. 恐怖袭击的危害还在于它所造成的大范围的心理恐慌，以及由此所带来的对于经济发展的负面影响。虽然恐怖活动最直接的受害者只局限于案件现场，但人们由此产生的心理恐慌则远远超过这个范围。因为心理恐慌产生的负面效应更是全方位的：对一国政权的稳定有所影响；造成社会一定程度的动荡不安，人人自危；恐怖袭击造成的交通中断、工作停止等状况妨碍正常的工作和生活秩序。

三、防范恐怖袭击与自救互救
（一）熟悉常见的恐怖袭击手段
恐怖袭击手段包括常规和非常规手段（图 5-46）。

常规手段

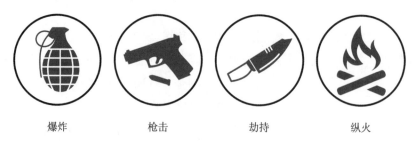

爆炸　　　　　　枪击　　　　　　劫持　　　　　　纵火

非常规手段

核辐射袭击　　生物化学恐怖袭击　网络恐怖袭击

图 5-46　常见恐怖袭击手段示意图

1. 常规手段

（1）爆炸：汽车炸弹爆炸、自杀性人体炸弹爆炸等。

（2）枪击：手枪射击、制式步枪或冲锋枪射击等。

（3）劫持：劫持人，劫持车、船、飞机等。

（4）纵火。

（5）砍杀：持刀砍杀。

2. 非常规手段

（1）通过核爆炸或放射性物质的散布，造成环境污染或使人员受到辐射照射。

（2）利用有害生物或有害生物产品侵害人、农作物、家畜等。如发生在美国"9·11"事件以后的炭疽邮件事件。

（3）利用有毒、有害化学物质侵害人、城市重要基础设施、食品与饮用水等。如东京地铁沙林毒气袭击事件。

（4）利用网络散布恐怖袭击、组织恐怖活动、攻击电脑程序和信息系统等。

（二）恐怖袭击事件的预防

1. 个人、家庭、社区、学校及各类公共场所都应提高预防恐怖袭击的意识，防患于未然。

2. 制订应急预案，规划逃生疏散路线，并进行演练。

3. 确保应对突发事件的设施（避难场所等）、用品（如应急包、急救包等）随时可以使用。

4．对周围需要给予特别帮助的人群（如老人、儿童、残疾人）进行评估，并制订专门的应急计划。

5．阅读公安部发布的《公民防范恐怖袭击手册》，了解防恐相关知识。

6．发现可疑的人或可疑的物品，要向公安机关报告。

7．进入陌生环境时，首先要了解应急逃生方式。

8．到当地红十字会参加应急救护培训。

（三）恐怖袭击事件的应对

1．遇到恐怖袭击事件不要围观，应立即离开。

2．如正处在事件现场，且无法逃避时，应利用地形、隐蔽物遮掩、躲藏。

3．如遇恐怖事件实施者抛洒不明气体或液体，应迅速躲避，且用毛巾、衣物等捂住口鼻。

4．切勿激怒恐怖事件实施者，尽量不要惊恐喊叫。

5．观察现场状况，时机成熟时迅速撤走，远离现场。

6．路过恐怖事件现场，不要停留，不要拿出手机拍照、不要进行网络传播等。

7．尽量保持情绪稳定，灵活变通。

8．确保个人安全情况下，进行报警、呼救和救助他人的行为（图5-47）。

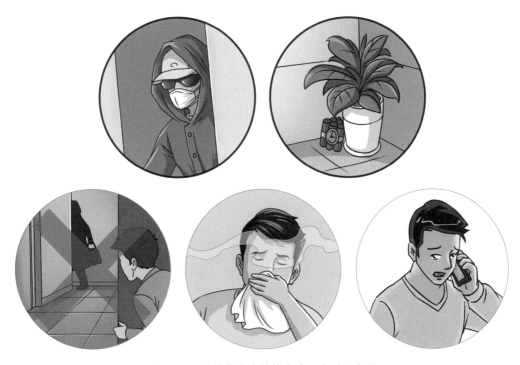

图 5-47　恐怖袭击事件的方式及应对示意图

（四）恐怖袭击事件中的现场急救

1. 出血控制

（1）用干净的毛巾、衣物等敷料或直接用手，用力按住伤口，以求止血或减缓出血。

（2）持续用力按住伤口，如血液渗过敷料，在原有敷料上再加一块敷料，不要揭开原有敷料。

（3）可以将衣物撕成粗布条，用来包扎止血。

（4）如果确定伤者没有骨折，可将受伤部位抬至高于心脏水平。

2. 骨折固定

（1）鼓励伤者用自己的手承托伤肢，或用衣物、棉垫等固定，避免活动。

（2）开放性伤口先包扎再固定，不要送回外露的骨折端。

（3）除非必需，不要移动骨折伤者，特别是怀疑脊椎损伤者。

3. 烧伤急救

（1）用大量洁净的水冲洗伤处降温。

（2）用干燥、清洁的敷料（如布、保鲜膜等）覆盖伤处。

（3）不要直接用冰敷在伤处上，不要刺破水疱。

4. 休克急救

（1）避免伤者过冷或过热，可以用衣物、毯子保暖。

（2）若无骨折，将伤者双腿抬高 30 厘米左右。

（3）不要给伤者饮水或进食。

（4）持续观察伤者的清醒程度。

5. 心肺复苏　对无意识、无呼吸的伤者应立即实施心肺复苏。

（1）使伤者平躺在坚实平面上，头部后仰，判断是否有意识和呼吸。

（2）如无意识、无呼吸，立即开始胸外心脏按压：将掌根放在伤者胸部正中，双手重叠、十指相扣，垂直向下按压。按压速度大于 100 次/分，深度大于 5 厘米。对儿童适当减小按压深度。

（3）按压 30 次后，进行 2 次口对口人工呼吸。如未接受过训练或不愿进行人工呼吸，可只做胸外按压。

（4）持续快速按压，至救护人员到达。

6. 特殊伤急救注意事项

（1）异物插入：切勿拔出异物（匕首、铁器等），环绕异物进行加压止血包扎后，送医院救治。

（2）内脏脱出：切勿还纳脱出的脏器，可先用敷料覆盖脏器，再用碗、杯等遮、扣保护，尽快送医院救治。

（3）肢体离断：首先对伤肢包扎止血，同时，收集离断肢体，用敷料（如干净的布、塑料袋）包裹后，妥善保存于 2 ～ 3℃干燥环境中，随伤者一同送医院救治。

7. 心理支持　恐怖袭击受害者除身体受到伤害外，精神上也遭受了过度惊吓，需要心理支持。

（1）陪伴在伤者身边，轻声安慰，并试着与其交流。

（2）平静询问伤者，可以帮忙做些什么，如联系家人。

（3）让伤者感受到你在认真倾听。

8. 救护者自我防护

（1）避免直接接触伤者的血液和其他体液。

（2）如有条件，接触伤者时，应使用防护用品（如一次性手套和口罩）。

（3）急救后，应及时更换衣物并用肥皂彻底洗手。

练习：恐怖袭击时的自救互救　···

目的：熟悉恐怖袭击时的自救互救措施。

准备：爆炸物、枪支、刀具等模拟物品。

练习说明：学员分成两组，一组作为"恐怖分子"，一组为平民组；分别进行爆炸、枪击、砍伤、劫持等情景的模拟演练；两组角色互换；总结不足之处。

（郝建志　叶泽兵　田军章）

第六章

家庭常见急症
应急处理

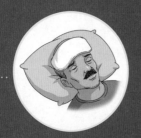
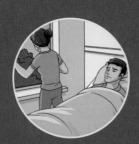
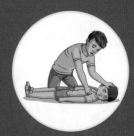

第一节 ｜ 晕厥

晕厥又称昏厥或虚脱，是一种突发、短暂而完全性意识丧失，历时数秒至数分钟，多是各种原因引起的一过性大脑供血或供氧不足所致，一般恢复较快。

教学目的
- 熟练掌握晕厥时的逃生及自救互救措施

教学方法
- 以开展讲座、派发知识手册、现场实操为主
- 以视频、动漫等资料为辅

学时安排
- 1学时（45分钟）

教学重点
- 晕厥的急救处理原则

教学难点
- 晕厥常见的原因
- 晕厥的早期识别

如何识别?

有以下一种或多种症状（体征）：
- 低血压；
- 常先有头晕、目眩、面色苍白、冷汗及全身或上腹部不适；
- 继而出现眼花、全身无力而瘫倒；

- 脉搏细弱甚至摸不到；
- 眼睛无神或呈凝视状态，瞳孔散大，意识消失，呼吸沉且微弱。

📢 你需要做到

- 立即将患者平卧。
- 取头低脚高位，松开衣领和腰带，保持呼吸道通畅。
- 伴有呕吐，这种情况下应使其头部偏向一侧，防止呕出物被误吸入气管引起窒息；老年人如有义齿，也应取出。
- 患者清醒后不要急于起床，以免引起再次晕厥。
- 如考虑患者有器质性疾病，在进行现场处理后如低血糖患者给予补充糖水、咳嗽晕厥者予以止咳等。
- 迅速拨打120急救电话，或请旁人帮忙拨打，等待救援。
- 及时到医院针对引起晕厥的病因进行治疗。

一、晕厥种类

（一）直立性晕厥

多为低血压而致，常见于老年人和因病长期卧床者。由于疲乏、饥饿、久站或卧位、蹲位突然站起，导致直立性低血压，表现为眼前发黑，直冒"金星"。晕厥时间短暂，无明显先兆症状。某些药物也可引起直立性晕厥。

（二）一过性晕厥

也叫单纯性、血管神经性晕厥，多见于体质较弱的青年女性，当患者受到某种强烈刺激如疼痛、恐惧或精神受到突然打击时，全身血管反射性扩张，血压突然下降，从而发生一过性晕厥。

（三）低血糖晕厥

为晕厥比较常见原因之一，多发生于饥饿状态下或糖尿病患者发生低血糖时，患者除突然晕厥外，往往伴有心慌、出冷汗和面色苍白。补充血糖后可迅速好转。

（四）心源性晕厥

临床上也比较常见。患者都有心脏病病史，由于心脏功能障碍未能及时得到纠正，导致心输出量不足，当不能满足脑组织的代谢需要时就会出现晕厥。检查患者可发现心脏杂音、心律失常、血压下降等。

（五）脑源性晕厥

主要由于脑血管本身病变或直接供应脑组织的血液循环发生障碍而致脑组织缺血缺氧。见于脑血管病、偏头痛或脑动脉粥样硬化等。

（六）其他原因

晕厥的原因众多，比较常见的还有如排尿引起的晕厥，多见于老年人或青年人夜间起夜，由于腹腔压力突然降低，使上身血液猛地流向腹部，脑组织发生供血不足而导致晕厥；再如剧烈咳嗽也可因颅内压突然升高而发生一过性晕厥；过度换气综合征、癔症等也可引起晕厥（图 6-1）。

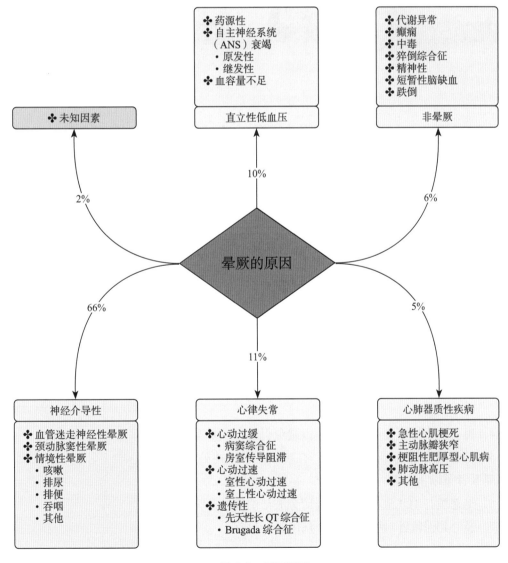

图 6-1　晕厥原因

二、处理原则

1. 立即将患者平卧（图 6-2）。

2. 取头低脚高位，松开衣领和腰带，保持呼吸道通畅（图 6-3）。

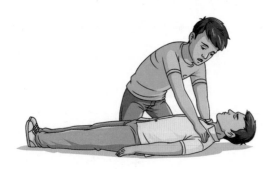 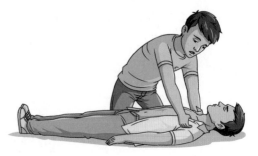

图 6-2　将患者平卧示意图　　　　　　　图 6-3　保持呼吸道通畅示意图

3. 伴有呕吐，这种情况下应使其头部偏向一侧（图 6-4），防止呕出物被误吸入气管引起窒息；老年人如有义齿，也应取出。

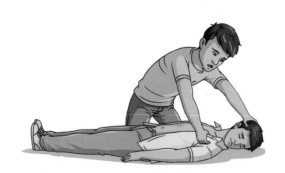

图 6-4　使患者头部偏向一侧示意图

4. 患者清醒后不要急于起床，以避免引起再次晕厥。

5. 如考虑患者有器质性疾病，在现场进行上述处理后如低血糖患者给予补充糖分、咳嗽晕厥者予以止咳等。

6. 迅速拨打 120 急救电话，或请旁人帮忙拨打，等待救援。

7. 及时到医院针对引起晕厥的病因进行治疗。

⚠️ 注意
事项

- 晕厥大多发生于站立位或坐位。
- 数秒或数分钟后患者可自醒。
- 醒后无后遗症,但可有短暂头晕及乏力,暂时遗忘和精神恍惚等现象。

第二节 ｜ 猝死

　　猝死指平素身体健康或貌似健康的人，在出乎意料的短时间内，因潜在的自然疾病突然发作或恶化，而发生的急骤死亡。猝死的原因有很多，国内的资料表明，1小时内发生的猝死大约90%都是跟心脏直接相关的。特别是冠心病、急性心肌梗死的发生最为多见。非心源性疾病有脑出血、肺栓塞、药物过敏等。猝死往往发生在情绪激动、过度劳累时，也有一些患者在睡眠中发生。猝死的现场救护是尽早实施心肺复苏。

教学目的
- 学员掌握猝死发生的早期识别和急救原则

教学方法
- 以开展讲座、派发知识手册、现场实操为主
- 以视频、动漫等资料为辅

学时安排
- 1学时（45分钟）

教学重点

识别：
- 呼唤患者无反应；压眶上、眶下无反应，即可确定患者已处于昏迷状态
- 心搏呼吸骤停

目标：
- 第一时间呼叫120，并进行及时、有效、持续的胸外心脏按压及人工呼吸
- 及时送往医院进一步诊治
- 判断猝死的原因并进一步针对病因处理

教学
难点

- 识别猝死并进行心肺复苏
- 明确猝死的原因并进一步针对病因治疗

处理原则：

1. 迅速对患者进行意识、呼吸、心跳的判断（图 6-5）。

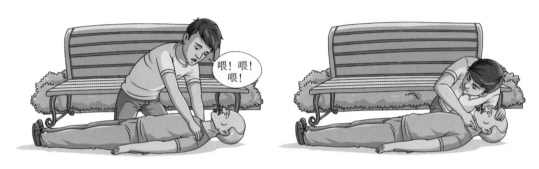

判断意识　　　　　　　　　　　　　　　判断呼吸、心跳

图 6-5　判断意识、呼吸、心跳示意图

2. 将患者平卧，背部垫一硬板，颈部上抬，头颈微后仰，保持气道通畅（图 6-6）。

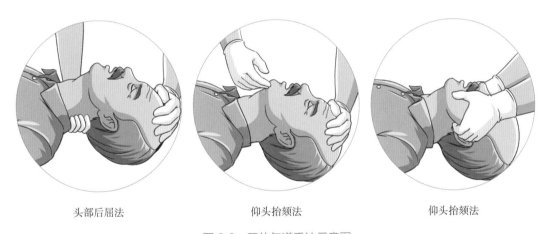

头部后屈法　　　　　　　仰头抬颏法　　　　　　　仰头抬颏法

图 6-6　开放气道手法示意图

3. 猝死者往往会发生心室颤动，电击除颤最为理想，但如现场没有除颤器，传统可以尝试"赤手空拳"地除颤，在患者心前区叩击 2 次。操作者迅速紧握拳，距患者胸骨下 1/2 处 40 ~ 50 厘米处用力快速叩击 1 ~ 2 次可以使心室颤动消除而重新出现心脏跳动（此方法目前缺乏证据支持）。有条件者，使用自动体外除颤器（AED）是最可靠的方法

（图 6-7）。

4．紧急呼救，拨打 120 电话。

5．立即心肺复苏（图 6-8）。患者仰卧硬处，头部略低，足部略高，施术者将左手掌放在患者胸骨下 1/3、剑突之上两横指处，将右手掌压住左手背，手臂则与患者胸骨垂直，用力急剧下压，使胸骨下陷 5～6 厘米，然后放松，连续操作，每分钟 100～120 次。伴呼吸停止者，则应人工呼吸与胸外心脏按压交替进行，直到专业救援人员到达。

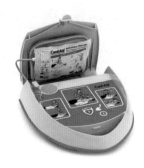

图 6-7　AED

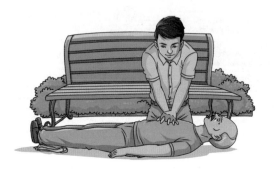

图 6-8　心肺复苏示意图

⚠ 注意事项

• 实施心肺复苏前确保现场环境安全并立即拨打 120。

• 一旦失去意识，应立即检查呼吸心搏，如果没有呼吸心搏，立即行心肺复苏术。

• 安排紧急送往医院。

第三节 ｜ 心脏病发作

　　心脏病是一类比较常见的循环系统疾病总称。循环系统由心脏、血管和调节血液循环的神经体液组织构成，循环系统疾病也称为心血管病，包括上述所有组织器官的疾病，在内科疾病中属于常见病，其中以心脏病最为多见，能显著地影响患者的劳动力。

教学目的
- 学员掌握心脏病发作的早期识别和急救原则

教学方法
- 以开展讲座、派发知识手册、现场实操为主
- 以视频、动漫等资料为辅

学时安排
- 1学时（45分钟）

教学重点

识别：
- 心绞痛发作

目标：
- 缓解心肌缺血
- 必要时送往医院

教学难点
- 识别心绞痛

　　如果家中有心脏病患者，需要准备一些日常生活中的急救必需品，如血压计、心脏病急救药品等。

> **需要准备的几种药物**
>
> - 硝酸甘油或速效救心丸；
> - 硝酸异山梨酯（消心痛），其降压作用不如硝酸甘油强，药效比较缓和，适合于血压偏低的心肌梗死患者；
> - 阿司匹林，其作用就是在突发心肌梗死的时候，让患者嚼服，有利于阻止血小板聚集，防止血栓形成。

处理原则：

- 立即停止活动，绝对卧床，解开贴身衣扣；如果患者神志丧失，应摆成复苏后体位，防止误吸，注意保暖，禁食禁水。
- 持续监测患者的呼吸及脉搏，必要时立即心肺复苏。
- 如有自备急救药品，抢救者可在患者意识清醒时及时给患者服用。

一、心绞痛

心绞痛是冠心病的一种常见类型，是一时性心脏供血不足引起的。

> **如何识别心绞痛？**
>
> 有以下一种或多种症状（体征）：
>
> - 多在劳累、饱餐、受寒、情绪激动后突然发作；
> - 胸骨后范围不太清楚的闷痛，压榨感、紧缩感；
> - 患者感心慌、窒息，可有灼烧感；
> - 疼痛可放射到左肩、左肩内侧或达手指、下颌、颈部等处；
> - 有时伴有濒死的感觉；
> - 休息 3 ~ 5 分钟后可缓解，很少超过 15 分钟。

> **你需要做到**
>
> - 嘱患者立即停止活动，绝对卧床。
> - 嘱患者舌下含服硝酸甘油或消心痛。

处理原则：

1. 立即停止活动，绝对卧床（图6-9）。

2. 舌下含服硝酸甘油1片，1～2分钟能止痛；或含服消心痛（硝酸异山梨酯）1～2片，5分钟能见效。血压低者不能服用硝酸甘油（图6-10）。

3. 家中无药时，可指掐内关穴，或压迫手臂酸痛部位，有时通过这种刺激也可起到急救作用（图6-11）。

4. 疼痛缓解后，继续休息一段时间后再活动。

5. 如果疼痛持续不能缓解，应及时呼叫急救车。

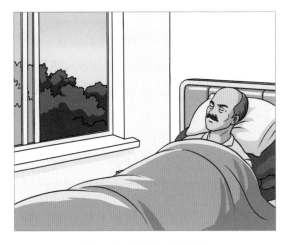

图6-9　绝对卧床示意图

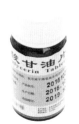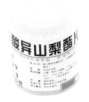

硝酸甘油片　　　硝酸异山梨酯片

图6-10　舌下含服硝酸酯类药物

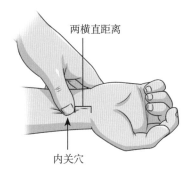

两横直距离

内关穴

图6-11　指掐内关穴示意图

 注意事项

- 疼痛缓解后，继续休息一段时间后再活动。
- 必要时送往医院进一步诊治。

二、急性心肌梗死

急性心肌梗死是由于冠状动脉严重阻塞或痉挛，使相应心肌严重而持久地急性缺血所致。

如何识别心肌梗死?

有以下一种或多种症状（体征）：

- 可有心绞痛的病史，但也可从来没有类似症状；
- 发病前多有先兆，如心前区闷胀、钝痛；
- 疼痛可放射到左肩、左肩内侧或达手指、下颌、颈部等处；
- 个别表现为胃痛或牙痛；
- 伴有恶心、呕吐、气短、出冷汗、面色苍白；
- 服用硝酸甘油疼痛短时间不缓解。

你需要做到

- 嘱患者就地休息，嚼服阿司匹林 3 片并拨打 120；
- 一旦失去意识，应立即检查脉搏，如果没有脉搏，立即行心肺复苏术；
- 安排紧急送往医院。

处理原则：

1. 立即停止活动，绝对卧床，如无过敏、严重肝肾衰竭、活动性消化溃疡等情况可嚼服阿司匹林 3 片，立即呼叫救护车（图 6-12）。

2. 在救援到来之前，做深呼吸，然后用力咳嗽，可一定程度预防恶性心律失常的发生，为后续治疗赢得时间，是较有效的自救办法（图 6-13）。

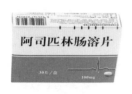

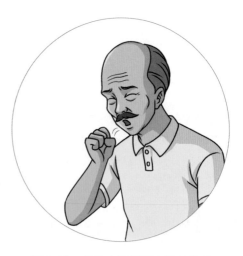

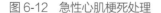

阿司匹林肠溶片　　　呼叫 120

图 6-12　急性心肌梗死处理　　　　图 6-13　急性心肌梗死自救示意图

3.如患者出现面色苍白，手脚湿冷，心跳加快，说明发生了休克，此时让患者平卧，脚抬高，去掉枕头，以改善大脑缺血状况（图6-14）。

4.如患者心跳停止，应立即行胸外心脏按压进行心肺复苏。

5.尽快在医务人员的监督下将患者送到有抢救条件的医院。

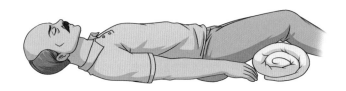

图6-14　改善大脑缺血示意图

注意
事项

• 在救援到来之前，做深呼吸，然后用力咳嗽，可一定程度预防恶性心律失常的发生，为后续治疗赢得时间，是较有效的自救办法。

• 如患者出现面色苍白，手脚湿冷，心跳加快，说明发生了休克，此时让患者平卧，脚抬高，去掉枕头，以改善大脑缺血。

第四节 | 脑卒中

　　脑卒中又称脑血管意外，具有极高的病死率和致残率，包括两种类型：脑梗死（又叫缺血性脑卒中，由于脑血管被阻塞，使局部脑组织缺血）和脑出血（又叫出血性脑卒中，脑血管破裂出血所致）。

教学目的
> • 学员掌握脑卒中的早期识别和急救原则

教学方法
> • 以开展讲座、派发知识手册、现场实操为主
> • 以视频、动漫等资料为辅

学时安排
> • 1 学时（45 分钟）

教学重点
> • 迅速冷静评估患者病情
> • 脑卒中的症状及现场处理
> • 及时拨打急救电话 120

教学难点
> • 脑卒中的急救处理原则

如何
识别?

高血压、心脏病或糖尿病患者有以下一种或多种症状：

- 一侧面部、手或脚麻木或无力；
- 突然意识模糊、言语困难或理解困难；
- 突然一只眼或双眼视物模糊；
- 突然头晕、行走不稳，失去平衡或动作不协调；
- 突发的严重头痛，没有已知的原因。

你需要做到

- 识别患者的症状和体征；
- 判断意识、呼吸、心搏骤停；
- 评估意识、呼吸、脉搏，保持呼吸道通畅，及时送往医院。

一、常见表现

脑卒中常见表现如图 6-15。

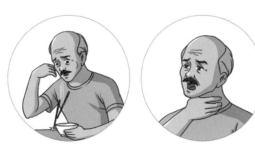

突发一侧面部、手或脚　　　突发意识模糊、言语困难
　　麻木或无力　　　　　　　　或理解困难

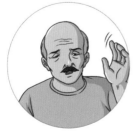 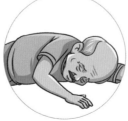 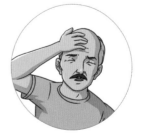

突发单侧眼或双眼视物模糊　突发头晕、行走不稳、失去　突发严重头痛，没有已知的
　　　　　　　　　　　　　　平衡或动作不协调　　　　　　　　原因

图 6-15　脑卒中常见症状示意图

二、危险因素

脑卒中危险因素（图 6-16）。

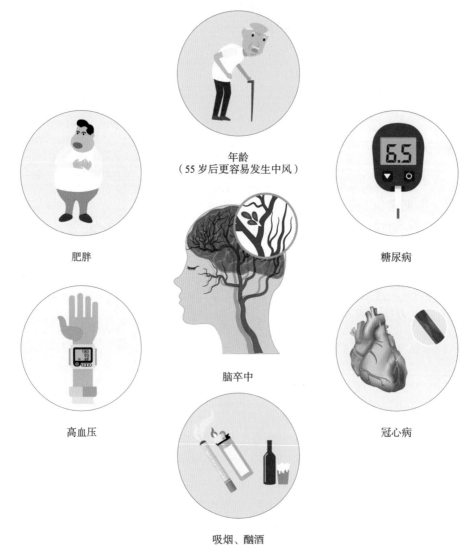

肥胖

年龄
（55 岁后更容易发生中风）

糖尿病

高血压

脑卒中

冠心病

吸烟、酗酒

图 6-16　脑卒中危险因素示意图

三、处理原则

1. 在诊断不明的情况下，患者绝对卧床，头部略抬高。

2. 宽松患者的衣服，不要摇晃患者，尽量少移动患者，呼叫急救车（图 6-17）。

3. 取出患者的义齿（图 6-18），及时清理口中的呕吐物，防止患者将其吸入肺中；如果有抽搐发作，应迅速移开周围硬物、锐器，减少发作时对身体的伤害。不要灌药，不

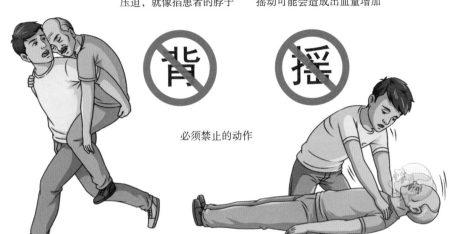

背：头往下垂，造成气管压迫，就像掐患者的脖子

摇：本来小出血或没出血，摇动可能会造成出血量增加

必须禁止的动作

图 6-17　脑卒中处理禁止动作示意图

要去掐患者人中穴，不要在患者抽搐期间强制性按压四肢。如果患者意识丧失，可将其摆放成侧卧位，以利于分泌物及呕吐物从口腔排出，头稍后仰，以保持呼吸道通畅。

4. 密切注意患者的意识、血压、呼吸和脉搏，不要给患者进食、喝水。

5. 可用冰袋或冷毛巾敷在患者前额，以利止血和降低颅内压（图 6-19）。

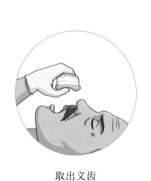

取出义齿

图 6-18　取出义齿示意图

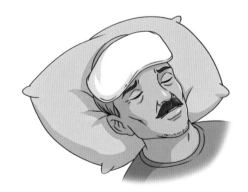

图 6-19　冰敷示意图

6. 转送患者时要用担架卧式搬抬（图 6-20）。如果从楼上抬下患者，要头部朝上、脚朝下，这样可以减少脑部充血。在送医院途中，家属可双手轻轻托住患者头部，避免头部颠簸。

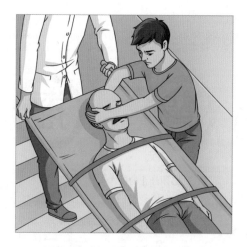

图 6-20　担架卧式搬抬示意图

 注意
事项

- 不要摇晃患者，尽量少移动患者。
- 不要急于用药，因为出血性脑卒中或缺血性脑卒中用药是完全不同的。
- 如果患者失去意识，立即检查呼吸和脉搏，实施心肺复苏术。

第五节 | 哮喘

哮喘全称支气管哮喘,是一种过敏性疾病。多在初春、深秋及气温变化明显时发病;也可因患者接触过敏原(如花粉、尘土、螨、药物等)引起。严重的哮喘发作可持续 24 小时以上,经过一般治疗不能缓解者称为哮喘持续状态。

教学目的
- 学员掌握哮喘发作的早期识别和急救原则

教学方法
- 以开展讲座、派发知识手册、现场实操为主
- 以视频、动漫等资料为辅

学时安排
- 0.5 学时(22 分钟)

教学重点
- 迅速冷静评估患者病情
- 哮喘发作的症状及现场处理
- 及时拨打急救电话 120

教学难点
- 哮喘发作的早期识别

如何识别哮喘？

有以下一种或多种症状：

• 流鼻涕、咳嗽，继而声音嘶哑；

• 咳嗽时发出"空、空"声，吸气尤其费力，有吹哨一样的哮鸣音；

• 可有呼吸困难，呼气延长，面色苍白或发紫，心率增快；

• 严重者心率达每分钟 120 次以上，血压下降，大汗淋漓，出现肺气肿，可神志不清而出现昏迷。

📢 你需要做到

• 识别患者的症状及体征。

• 迅速离开致敏环境。

• 立即呼叫 120，或直接去医院急诊科就诊。

• 协助患者取坐位或半卧位休息；或让患者抱着枕头跪坐在床上，腰向前倾。

• 迅速取出家用吸氧装置（如家庭制氧机等），以每分钟 3L 的氧气流量通过鼻导管或面罩给患者吸入。

• 帮助患者用常备药物如沙丁胺醇喷雾剂等支气管扩张剂进行治疗。

• 注重患者保暖，安慰患者，帮助其克服恐惧心理，能减轻哮喘症状。

一、处理原则

1. 开窗换气，保持空气清新。如果患者还在致敏的环境内，要尽量设法离开（图 6-21）。

2. 立即呼叫 120，或直接去医院急诊科就诊。

3. 协助患者取坐位或半卧位休息；或让患者抱着枕头跪坐在床上，腰向前倾，此位置有利于患者呼吸（图 6-22）。

4. 迅速取出家用吸氧装置（如家庭制氧机等），以每分钟 3L 的氧气流量通过鼻导管或面罩给患者吸（图 6-23）。

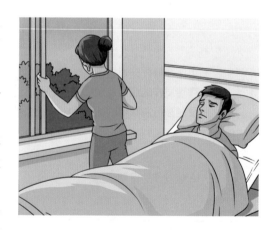

图 6-21　开窗换气示意图

5. 帮助患者用常备药物如沙丁胺醇喷雾剂等支气管扩张剂进行治疗（图 6-24）。

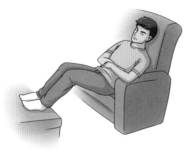
图 6-22　半卧位休息示意图

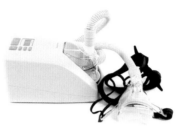
图 6-23　家庭制氧机

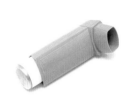
图 6-24　支气管扩张喷雾剂

6. 注重患者保暖，安慰患者，帮助其克服恐惧心理，能减轻哮喘症状。

二、预防哮喘发作

1. 注意保暖，预防感冒，特别是在天气变化时。
2. 保持室内空气既不过于干燥，也不过于潮湿。
3. 尽量避免接触过敏原和不洁空气。
4. 适当进行身体锻炼，以增强体质和防寒能力。

 注意
事项

- 注意保暖，预防感冒，特别是在天气变化时。
- 保持室内空气既不过于干燥，也不过于潮湿。
- 尽量避免接触过敏原和不洁空气。
- 适当进行身体锻炼，以增强体质和防寒能力。

第六节 | 过敏

过敏又称过敏反应，是指已产生免疫的机体在再次接受相同抗原刺激时所发生的组织损伤或功能紊乱的反应。反应的特点是发作迅速、反应强烈、消退较快；一般不会破坏组织细胞，也不会引起组织严重损伤，有明显的遗传倾向和个体差异。

教学目的
- 学员掌握过敏性休克的识别和自救互救措施

教学方法
- 以开展讲座、派发知识手册、现场实操为主
- 以视频、动漫等资料为辅

学时安排
- 1 学时（45 分钟）

教学重点
- 迅速冷静评估患者病情
- 哮喘发作的症状及现场处理
- 及时拨打急救电话 120

教学难点
- 过敏发作的早期识别

如何识别过敏？

有以下一种或多种症状：
- 皮肤突然出现大小不等的粉红色风团，多为圆形、椭圆形或不规则形，可发生在身体的任何部位；

- 开始时孤立或散在，后逐渐扩大并可融合成片；
- 来得快去得快，此起彼伏，且新的风团会陆续发生，甚至在旧的风团上叠加发生；
- 累及胃肠道，可出现腹痛及腹泻；
- 如累及喉头黏膜，可出现呼吸困难；
- 重症患者可伴有心慌、烦躁、恶心呕吐、呼吸困难、喉头水肿，甚至出现血压降低等过敏性休克表现。

你需要做到

- 识别过敏性休克。
- 迅速离开致敏环境。
- 平卧，足高头低，解开衣带，保温并保持安静。
- 有条件时给患者吸氧并保持气道畅通，必要时行气管插管或切开。
- 立即给予肾上腺素 0.3 ~ 0.5mg 大腿外侧肌肉注射，可 5 ~ 10 分钟后再次给予肾上腺素 0.3 ~ 0.5mg 直至症状缓解。
- 若发生心脏停搏立即按心肺复苏程序实施急救。
- 立即呼叫 120，送往医院进一步抢救。

一、过敏原

引起过敏反应的物质叫作过敏原。常见的过敏原如图 6-25 所示。

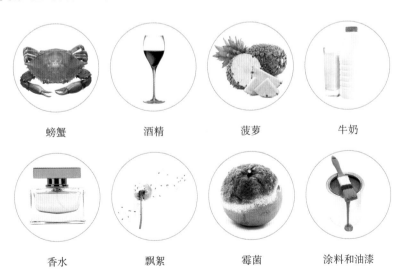

螃蟹　　　　酒精　　　　菠萝　　　　牛奶

香水　　　　飘絮　　　　霉菌　　　　涂料和油漆

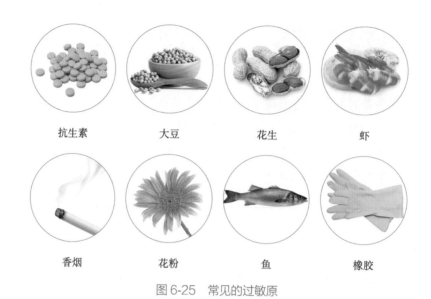

抗生素　　　大豆　　　花生　　　虾

香烟　　　花粉　　　鱼　　　橡胶

图 6-25　常见的过敏原

二、常见症状

过敏常见症状如图 6-26 所示。

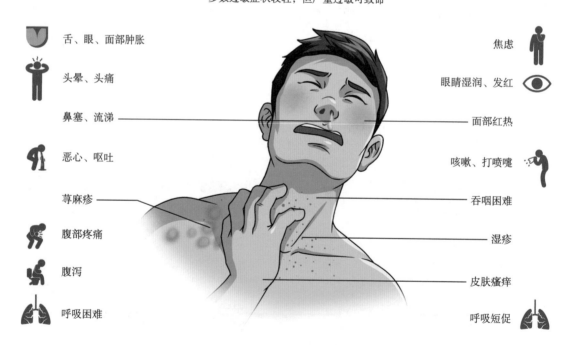

多数过敏症状较轻，但严重过敏可致命

舌、眼、面部肿胀　　　　　　　　　　焦虑

头晕、头痛　　　　　　　　　　眼睛湿润、发红

鼻塞、流涕　　　　　　　　　　面部红热

恶心、呕吐　　　　　　　　　　咳嗽、打喷嚏

荨麻疹　　　　　　　　　　吞咽困难

腹部疼痛　　　　　　　　　　湿疹

腹泻　　　　　　　　　　皮肤瘙痒

呼吸困难　　　　　　　　　　呼吸短促

图 6-26　过敏常见症状示意图

三、处理原则

1. 应使患者安静和休息，避免过热、过度兴奋和刺激，不要抓，不要刺激皮肤。

2. 远离已知过敏原，如由食物或服药引起，应立即停止服用该食物或药物；忌辛辣、海鲜、牛羊肉等食物（图 6-27）。

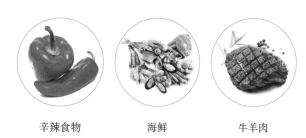

辛辣食物　　　海鲜　　　牛羊肉

图 6-27　忌辛辣、海鲜、牛羊肉等食物

3. 口服抗过敏药物，如氯苯吡胺（扑尔敏）、氯雷他定等。

4. 瘙痒明显者可外用止痒剂，如炉甘石洗剂等。

四、过敏性休克

过敏性休克是外界某些抗原性物质进入已致敏的机体后，通过免疫机制在短时间内触发的一种严重的全身性过敏性反应，多突然发生且严重程度剧烈，若不及时处理，常可危及生命。

过敏性休克处理原则：

1. 立即停止并脱离可疑的过敏原或致病药物。

2. 平卧，足高头低，解开衣带，保温并保持安静（图 6-28）。

3. 有条件时给患者吸氧并保持气道畅通，必要时行气管插管或切开（图 6-29）。

4. 立即给予肾上腺素 0.3 ~ 0.5mg，大腿外侧肌肉注射，可在 5 ~ 10 分钟后再次给予肾上腺素 0.3 ~ 0.5mg 直至症状缓解。若严重低血压，给予肾上腺素剂量为 0.5 ~ 1.0mg。

5. 服用或静脉使用抗组胺药及糖皮质激素如氯雷他定、地塞米松等。

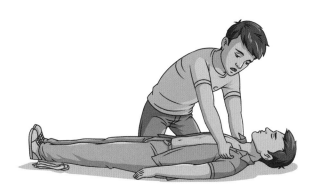

图 6-28　平卧并解开衣带示意图

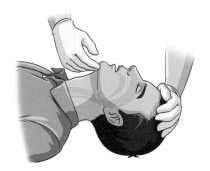

图 6-29　保持气道畅通示意图

6. 若发生心脏停搏立即按心肺复苏程序实施急救。

7. 立即呼叫 120，送往医院进一步抢救。

注意
事项

- 过敏性休克多突然发生且严重程度剧烈。

- 若不及时处理，常可危及生命。

第七节 ｜ 癫痫及小儿高热惊厥

一、癫痫大发作

癫痫大发作俗称羊角风，是由于短暂的脑功能失调引起的，常不定期反复发作。大发作前患者常有头痛、心绪烦乱，接着尖叫一声，倒地后不省人事，四肢僵硬，全身抽搐，口吐白沫或血沫，还可能尿失禁，一般持续几分钟。

教学目的
- 学员掌握癫痫大发作、小儿热性惊厥的识别和自救互救措施

教学方法
- 以开展讲座、派发知识手册、现场实操为主
- 以视频、动漫等资料为辅

学时安排
- 0.5 学时（22 分钟）

教学重点
- 迅速冷静评估患者病情
- 癫痫大发作的症状及现场处理
- 及时拨打急救电话 120

教学难点
- 癫痫大发作、小儿热性惊厥发作的早期识别

有以下一种或多种症状：
- 大发作前患者常有头痛、心绪烦乱；
- 突发意识丧失和全身强直和抽搐，口吐白沫或血沫，一次发作持续时间一般小于 5 分钟；
- 常伴有舌咬伤、尿失禁等。

你需要做到

- 快速冷静地识别癫痫，有先兆发作的患者应及时告知家属或周围人。有条件及时间的情况下，可将患者扶至床上，来不及时可顺势使其侧卧以防跌伤和窒息，迅速移开周围硬物、锐器，迅速松开患者衣领，使其头偏向一侧。癫痫发作一般在 5 分钟之内都可以自行缓解。
- 立即送往医院明确病因，防止复发。

处理原则：

1. 立即扶患者侧卧，尽快移开其周围有危险的物品，防止摔倒、碰伤（图 6-30）。
2. 解开其领带、胸罩、衣扣、腰带，保持呼吸道通畅（图 6-31）。

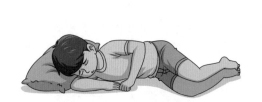
图 6-30　患者侧卧示意图

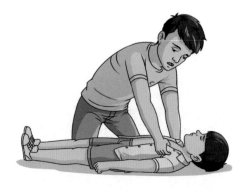
图 6-31　保持呼吸道通畅示意图

3. 头偏左侧，使唾液和呕吐物尽量流出口外，取下义齿，以免误吸入呼吸道（图 6-32）。
4. 抽搐时，不要向患者口中塞任何东西，不要灌药，防止误吸和窒息。不要去掐患者的人中穴，不要硬搬、硬压患者的肢体，避免增加患者的痛苦，避免发生骨折或关节脱臼的风险。

5. 发作过后昏睡不醒，尽可能减少搬动，让患者适当休息，可给予吸氧气处理（图6-33）。

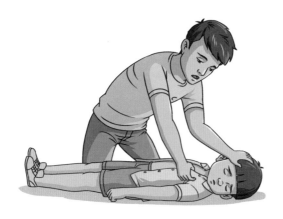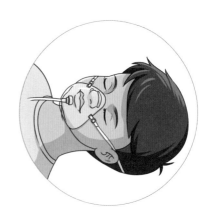

图 6-32　头偏左侧示意图　　　　　　　　图 6-33　给氧示意图

6. 已摔倒在地的患者，应检查有无外伤，如有外伤，应根据具体情况进行处理。

7. 立即呼叫 120 急救电话，请医生前来急救。

⚠️ 注意
事项

• 抽搐时，不要向患者口中塞任何东西，不要灌药，防止误吸和窒息。

• 抽搐时，不要去掐患者的人中穴，不要硬搬、硬压患者的肢体，避免增加患者的痛苦，避免发生骨折或关节脱臼的风险。

• 有癫痫病史者，必须按医嘱规律性地服用抗癫痫药物，切忌擅自减量或停服，否则会导致癫痫病复发或持续发作。

• 即使发作已停止，也必须到医院去进一步检查，确定病因，对症治疗，防止复发。

二、小儿热性惊厥

热性惊厥俗称高热抽风，是小儿最常见的一种惊厥。大多数患儿首次发病在出生后6 个月至 5 岁之间，发病次数会随着年龄的增长而逐渐减少，直到完全消失。

如何识别?

- 首次发病年龄在 4 个月 ~ 3 岁，最后复发不超过 6 ~ 7 岁；
- 发热在 38℃以上，先发热后惊厥，惊厥多发生于发热 24 小时内；
- 突然发作全身性或局限性肌群抽搐，伴意识丧失，持续数分钟以内，发作后很快清醒；
- 无中枢神经系统感染及其他脑损伤；
- 可伴有咳嗽、咳痰、腹泻、腹痛等呼吸、消化系统等急性感染；
- 体格及智力发育正常，有遗传倾向。

你需要做到

- 将患儿侧卧或头偏向一侧，迅速移开周围硬物、锐器，解开衣领，保持呼吸道通畅，记录抽搐时间。大部分患儿在 5 分钟内自发缓解。
- 立即拨打 120 或送往医院明确病因。

（一）小儿发热处理原则

1. 控制发热　体温 39℃以上或发热引起患儿明显不适。首选药物降温，3 个月以上可用对乙酰氨基酚，6 个月以上可用布洛芬；降温效果不明显时可辅助使用物理降温，如温水擦浴，不推荐冰袋冰敷、退热贴降温，禁用酒精擦浴。

2. 保持呼吸道通畅　让患儿平卧，头偏向一侧，解开衣领，及时清理口鼻咽部分泌物。

3. 保持安静　减少一切不必要的刺激，家长不要搂抱或晃动患儿。

4. 饮食　如能进食，要及时哺喂母乳；较大儿童可给予流食，并鼓励多饮水，予清淡饮食，补充营养。

5. 其他　处于嗜睡状态者，要注意变换患者体位，经常按摩背部、臀部，促进血液循环。专人看护，防止患儿坠床或碰伤。

（二）小儿热性惊厥处理原则

1. 患儿侧卧或头偏向一侧。立即使患儿侧身俯卧，头稍后仰，下颏略向前突，不用枕头；或去枕平卧，头偏向一侧。迅速移开周围硬物、锐器，切忌在惊厥发作时给患儿喂药（防窒息）。

2. 保持呼吸道通畅。解开衣领，用手绢或纱布及时清除患儿口、鼻中的分泌物，保持呼吸道通畅。抽搐时，不要向患儿口中塞任何东西，不要灌药，防止误吸和窒息。不要去掐患儿的人中穴，不要硬搬、硬压患儿的肢体，避免增加患儿的痛苦，避免发生骨折或关节脱臼的风险。

3．控制惊厥。保持周围环境安静，尽量少搬动患儿，减少不必要的刺激。

4．降温

（1）药物降温：首选口服退热药，3个月以上可用对乙酰氨基酚混悬滴剂，6个月以上可用布洛芬混悬液，或将宝宝退热栓塞进肛门。

（2）温水擦浴：药物降温效果不明显时，可用温水毛巾反复轻轻擦拭大静脉走行处如颈部、两侧腋下、肘窝、腹股沟等处，使之皮肤发红，以利散热。

（3）温水浴：药物降温效果不明显时，也可用水温 32 ~ 36℃温水浴，水量以没至躯干为宜，托起患儿头肩部，身体卧于盆中，时间以 5 ~ 10 分钟为宜，要多擦洗皮肤，帮助汗腺分泌（图 6-34）。

5．立即呼叫 120，及时就医。

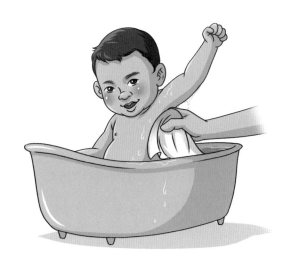

图 6-34　温水浴示意图

（三）预防热性惊厥

1．由于高热惊厥常见于体质较差的小儿，因而平日要加强体质锻炼，增强机体免疫力。

2．注意及时增减衣服，预防上呼吸道感染。

3．常备退热药，观察并测量体温。

4．密切观察病情，明确并消除病因。

⚠️ 注意
事项

- 抽搐时，不要向患儿口中塞任何东西，不要灌药，防止误吸和窒息。
- 抽搐时，不要去掐患者的人中穴，不要硬搬、硬压患儿的肢体，避免增加患儿的痛苦，避免发生骨折或关节脱白的风险。
- 切勿将患儿包裹太紧，以免患儿口鼻受堵，造成呼吸道不通畅，甚至窒息死亡。
- 即使发作已停止，也必须到医院去进一步检查，确定病因。

（李文浩　李　洋）

第七章

急救相关法律法规

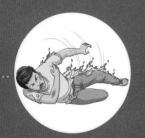
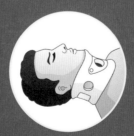
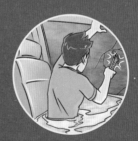

积极的院前急救是提升急诊医疗服务系统救助能力的重要环节。只有制定相应的法律法规，明确救助者与被救助者之间的关系，提出出现问题时的各种解决办法等，才能使第一目击者不因外界因素的干扰，迈出施行善举、实施紧急救护的脚步。

**教学
目标** ・熟悉、掌握院前急救和社会急救相关法律法规

**教学
目的** > ・熟悉、掌握院前急救和社会急救相关法律法规

**教学
方法** > ・以知识讲座、知识手册为主
・以设置模拟案例、知识技能竞赛为辅，鼓励互动教学
・必要时辅以视频、动漫等多媒体手段

**学时
安排** > ・1学时（45分钟）

**教学
重点** > ・院前急救法律法规
・社会急救法律法规

**教学
难点** > ・"好人免责条款"司法适用的理论困境审视

第一节 | 院前急救相关法律法规

　　随着城市化、人口老龄化和医学科学技术的发展，院前医疗急救服务快速发展，尤其在日益繁重的城市应急保障任务中，院前医疗急救系统已发挥了不可替代的作用。建立系统完善的法律法规体系，对于保障院前急救合法、规范开展医疗救治服务，促进其健康发展至关重要。

　　"非典"过后，我国的院前医疗急救系统取得了快速发展。2003 年，国务院办公厅转发了发展改革委、卫生部的《突发公共卫生事件医疗救治体系建设规划》（国办发〔2003〕82 号），在附件《项目建设的指导原则和基本标准》中，首次就急救中心的基础建设、救护车辆配置以及急救网络布局等提出了明确的要求。在各级政府的大力支持下，院前医疗急救系统的车辆、装备等硬件设施以及急救网络布局、专业救治队伍和紧急医疗信息系统等都得到了巨大的改善；在北京、上海等大城市，院前医疗急救的装备水平已达到世界先进水平。

　　关于我国院前急救法律法规发展现状，总体来说，目前已构筑起的基本法律框架，初步形成了人大法律、行政法规、行政规章、标准、地方性法规五个层次的法律体系结构。

一、院前急救相关人大法律

　　目前，我国尚缺乏国家层面的急救专门性律法，尤其是在院前医疗急救服务行为规范和体系建设上缺乏全国性统一规定。欧美国家则较注重健全院前急救法律体系，如 1973 年，美国国会通过了《急救医疗服务体系 EMSS 法案》，建立起全美急救医疗服务协调制度，对急救医疗系统的人员培训、院前转运、急救设施、院中急救、病人转院、病人急救服务权利等 15 个基本方面做出明确规定；1986 年又通过了《急救医疗治疗与劳工法案》，从国家层面禁止医院因病人无法付费而拒绝提供急救医疗和转院服务。

　　虽然如此，但《中华人民共和国医师法》中涉及了院前急救的相关条目。2021 年8 月第十三届全国人民代表大会常务委员会第三十次会议通过了《中华人民共和国医师法》，其中第二十七条规定："国家鼓励医师积极参与公共交通工具等公共场所急救服务；医师因自愿实施急救造成受助人损害的，不承担民事责任。"明确医师并不应当因其职业特点而比常人承担更多的责任，减轻了医师在急救情形下的后顾之忧，本条与《民法典》第一百八十四条"好人法"（"因自愿实施紧急救助行为造成受助人损害的，救助人不承担民事责任。"）的规定保持一致。《中华人民共和国侵权责任法》的第五十六条明确："因抢救生命垂危的患者等紧急情况，不能取得患者或者其近亲属意见的，经医疗机构负责人或者授权的负责人批准，可以立即实施相应的医疗措施"；第六十条还提到，如果医务人员在抢救生命垂危的患者等紧急情况下已经尽到合理诊疗义务，若因抢救导致患者有损害时，医疗机构不承担赔偿责任。

二、院前急救相关行政法规

目前没有专门系统的院前急救管理法规，涉及其相关内容的行政法规主要有 2002 年出台的《医疗事故处理条例》（国务院令第 351 号）第三十三条规定，在紧急情况下为抢救垂危患者生命而采取紧急医学措施造成不良后果的，不属于医疗事故。2003 年《突发公共卫生事件应急条例》（国务院令 376 号）第十七条明确规定"县级以上各级人民政府应当加强急救医疗服务网络的建设，配备相应的医疗救治药物、技术、设备和人员，提高医疗卫生机构应对各类突发事件的救治能力"。2008 年颁发的《护士条例》（国务院令第 517 号）第十九条规定："护士有义务参与公共卫生和疾病预防控制工作。发生自然灾害、公共卫生事件等严重威胁公众生命健康的突发事件，护士应当服从县级以上人民政府卫生主管部门或者所在医疗卫生机构的安排，参加医疗救护。"

三、院前急救相关行政规章

作为医疗机构行政主管部门，国家卫生健康委员会针对院前急救已发布了若干管理规范性文件，1980 年卫生部发布了《关于加强城市急救工作的意见》；1983 年卫生部出台《城市医院急救科（室）建设方案》；1985 年卫生部确定"120"为急救电话，2004 年出台《关于加强院前急救网络建设及"120"特服号码管理的通知》，明确了"120"为院前医疗急救唯一的特服号码；1986 年和 1987 年卫生部《关于进一步加强急诊抢救工作的补充规定》及《关于加强急诊抢救和提高应急能力的通知》，对建立健全急救医疗机构网，提高急诊抢救和应急能力提出具体要求；1994 的《医疗机构管理条例实施细则》中，对急救中心（站）的设置作出了明确规定；1995 年出台《灾害事故医疗救援工作管理办法》（卫生部令第 39 号）；2006 年卫生部组编的《国家突发公共卫生事件医疗救治信息系统项目建议书》得到国家发改委正式批复。2008 年《综合医院建设标准》（卫办规财发〔2008〕122 号）颁布，其中"急救中心建设标准"规定了急救中心、独立建制的急救分中心和独立建制急救站的建设标准；2009 年卫生部《急诊科建设与管理指南（试行）》，明确二级以上综合医院急诊科建设管理规范标准。

2013 年国家卫健委颁布了专门针对院前医疗急救管理的《院前医疗急救管理办法》，

对机构设置、执业管理、监督管理、法律责任等进行了详细的规定，作为目前院前急救的最高规范性文件，对于指导院前急救工作具有重要的意义，标志着我国院前急救工作向法制化轨道迈出了坚实的一步。

近年来，国家卫健委还出台了若干指引文件，如《关于印发进一步完善院前医疗急救服务指导意见的通知》（国卫医发〔2020〕19号）、《关于规范使用院前医疗急救标识的通知》（国卫办医函〔2021〕475号）以及《关于转发地方经验做法进一步加强院前医疗急救服务工作的函》（联防联控机制医疗发〔2022〕260号），促进了各地院前急救更加健康的发展。国家卫健委有关院前急救的系列政策性文件既为全国规范开展院前急救做出了重要的专业指引与规定，也为今后我国院前急救专门性国家层面法律条文的研制奠定了实践基础。

四、院前急救相关标准

关于院前急救建设的相关标准性文件不算太多，目前已有的包括:《急救中心建设标准》（建标177—2016）、《救护车》（WS/T 292—2008）、《院前医疗急救指挥信息系统基本功能规范》（WS/T 451—2014）和《院前医疗急救基本数据集》（WS 542—2017）等。

五、院前急救相关地方性法规

关于地方性法规，广州市1996年就正式通过实施《广州市社会急救医疗管理条例》（1996年，广州市人民代表大会常务委员会 第52号公告），这可能是最早的急救医疗地方性法规。2011年7月北京市卫生局《院前医疗急救工作相关标准及规范》涉及了院前急救指挥调度系统管理办法、信息报告制度、设施建设标准、医护人员工作规范、车辆管理配置规范、收费规定等13个规范性文件。2013年卫健委《院前医疗急救管理办法》的出台迎来了地方性法规的蓬勃发展，很多城市出台了当地的院前医疗急救管理规定，如《武汉市院前医疗急救条例》（2013年，武汉市人民代表大会常务委员会 第11号公告）、《杭州市院前医疗急救管理条例》（2014年，杭州市人民代表大会常务委员会 第33号公告）、《长沙市院前医疗急救管理条例》（2015年，长沙市人民代表大会常务委员会 第3号公告）、《淄博市院前医疗急救管理条例》（2016年，淄博市人民代表大会常务委员会 第40号公告）（2021修正）、《北京市院前医疗急救服务条例》（2016年，北京市人民代表大会常务委员会 第26号公告）（2021修正）、《上海市急救医疗服务条例》（上海市人民代表大会常务委员会 2016年第42号公告）《南京市院前医疗急救条例》（2017年，南京市人民代表大会常务委员会 第20号公告）（2022修正）。2020年以来，又有廊坊市、济南市、天津市、江苏省、沈阳市、汕头市等地陆续发布了当地院前医疗急救条例。各地的急救地方性法规或政府规章均对院前医疗急救服务的性质、急救网络的构成、急救人员的资质和急救保障措施等内容进行了明确而详细的规定，这对规范院前医疗急救行为、提高急救机构的整体水平、促进社会各方面对急救服务体系的支持，以及提高公众的急救意识与知识水平，发挥了巨大的作用。

六、小结

我国院前医疗急救起步较晚，但发展迅速，社会和民众从中受益匪浅。我国院前急救法规建设取得一定的发展，体系已初步构建，众多的行政规章和相继出台的地方性法规在推动我国院前急救发展方面贡献巨大。然而，虽有不少内部规章和地方政府规范性文件，但院前急救法规体系中针对性的服务规范制度偏少，且法律效力较低。自新型冠状病毒感染暴发以来，面对新发突发传染病疫情，院前急救服务彰显出越来越重要的作用，特别是遇到重大灾害事件时，已完全超越了医疗救治范围，只有建立由政府主导，公安、消防、交通等多部门协调、全社会公众共同参与的多元化急救服务网络体系，才能实现对伤病员快速转运的良好救援环境。目前最主要的是需要国家层面的法律法规，来统一我国院前医疗急救行业的管理标准，立法机构可以抓紧出台相关细则，包括院前急救体系建设、运营模式、人才培养及重大突发事件情况下的非常规急救模式等，使得全国急救行为更加有法可依、有章可循、健康发展，最大程度维护人民生命安全与健康。

第二节 ┃ 社会急救相关法律法规

　　积极的院前急救是提升急诊医疗服务系统救助能力的重要环节，院前急救包括专业的医护人员对伤病者的救护，理论上更多的时候、更早期的、有效的救护可能来自更多的第一目击者。因急危重症或伤后得到有效救治的时间与救治效果间存在高度关联，如心源性猝死心跳停止 4 分钟内正确实施心肺复苏，成功率可达 50%，若 10 分钟后才实施急救，成功率不足 1%。2003 年中华医学会急诊医学分会发出"第一目击者"参与现场救治的倡议，实现院外急救社会化。社会急救的概念渐渐被独立出来，其指在突发急症或意外受伤现场，社会组织和个人采用心肺复苏、止血包扎、固定搬运等基础操作，及时救护伤者、减少伤害的活动或行为。

一、国外社会急救政策简介

　　目前，已有部分国家和地区形成了急救服务法律体系。有些国家的急救政策非常重视社会急救，在其法律中，规定了有关机构进行急救知识普及和培训的义务、公民急救资格的认证、公共场所急救设备的配置、社会急救相关资金的筹集、公民在急救现场的救助义务和免责条款等。其中，以美国的社会急救法律最为全面和典型。例如在其《国家公路安全法》中对非医生类的急救医疗救护员有详细的规定；《急救医疗服务系统法》中的 15 个基本要素中有大量和社会急救相关的条款，如公众教育；《综合性资金筹集法》规定了资金筹集的分工。

　　"善良撒玛利亚人法"（也称"好人法""见义勇为法"）是一些国家关于见义勇为的法律规范的通称。它是指在紧急状态下，施救者因无偿的救助行为给被救助人造成民事损害时，免除其法律责任，或给予其适当补偿的法律制度。此种立法的目的是，免除见义勇为者的后顾之忧，鼓励旁观者对处于危险境地的人予以帮助，使更多的旁观者伸出援手，促进善良风俗。

　　从救助人是否具有法定义务看，"善良撒玛利亚人法"规定对受害者进行救助是公民义务，除非救助人的介入对他自己或第三人造成危险，或有不进行救助的其他合法原因。比如，加拿大魁北克省规定，在没有风险和危险的情况下，公民如果不做出救助行为，就要受到法律惩罚。关于"见死不救"入罪的问题，在美国的一些州明确规定，不救助处于危难中的陌生人构成犯罪。继 1845 年俄国刑法典之后，意大利、比利时、德国、法国、荷兰、芬兰等国都规定了类似条款，20 世纪以来，规定该罪的刑法典逐渐增多，至第二次世界大战之后，很多欧洲国家都规定了见危不助罪。

二、我国社会急救政策的现状

1. 我国社会急救政策回顾　2003 年出台的《突发公共卫生事件应急条例》第十三条规定：县级以上各级人民政府卫生行政主管部门和其他有关部门，应当对公众开展突发事件应急知识的专门教育，增强全社会对突发事件的防范意识和应对能力。2006 年又发布了《国家突发公共卫生事件医疗卫生救援应急预案》，在其总则中明确提到要加强协作、公众参与，强调了医疗卫生救援的公众参与，作为预案中独立一条，明确各级卫生行政部门要做好突发公共事件医疗卫生救援知识普及的组织工作；中央和地方广播、电视、报刊、互联网等媒体要扩大对社会公众的宣传教育；各部门、企事业单位、社会团体要加强对所属人员的宣传教育；各医疗卫生机构要做好宣传资料的提供和师资培训工作。在广泛普及医疗卫生救援知识的基础上逐步组建以公安干警、企事业单位安全员和卫生员为骨干的群众性救助网络，经过培训和演练提高其自救、互救能力。

2. 我国社会急救政策的发展　2013 年 10 月，国家卫生和计划生育委员会发布了《院前医疗急救管理办法》。第十九条指出，从事院前医疗急救的专业人员包括医疗救护员，这是首次在国家政策中出现允许非医师资格的人员从事医疗救护行为的表述，同时，明确了急救中心和急救网络医院向公众提供急救知识和技能的科普宣传和培训，提高公众急救意识和能力的义务。

2017 年 10 月 1 日，备受社会关注的《中华人民共和国民法总则》正式实施，其中被俗称为"好人法"的第 184 条规定"因自愿实施紧急救助行为造成受助人损害的，救助人不承担民事责任。"从 2016 年 12 月到 2017 年 3 月，《民法总则（草案）》第 184 条经历了 3 次修改。最初的版本是"实施紧急救助行为造成受害人损害的，除有重大过失外，救助人不承担民事责任"。经过 3 次修改，大会表决稿删除了前几次审议稿中的"重大过失"字样，仅规定"因自愿实施救助行为造成受助人损害的，救助人不承担民事责任"。几次修改明确释放了鼓励大家见义勇为的信号。

院前急救知识技能的普及本身是一项艰巨的任务，院前医疗急救工作具有较强的社会性，涉及社会各个方面，只有全社会对医疗急救有了统一的认识，社会各类组织和个人的行为能够得到协调和规范，才能保证院前医疗急救服务的顺利开展。如何成为第一目击者，第一目击者需要掌握哪些知识技能，第一目击者的资质认证问题，第一目击者的质量控制等管理问题都是需要不断探索完善的。而保护第一目击者的"善良撒玛利亚人法"的建立在我国只是刚刚起步，第一目击者在实施救助时，须有明确的权利和义务的法律规定来规范和保护自己，使自己的行为有据可循，减少不必要的纠纷，在"勇为"与"自我保护"间把握适度，达到扶危救困，同时保护见义勇为的效果。

3. 我国各地市社会急救的政策发展　1996 年《广州市社会急救医疗管理条例》（以下简称"《条例》"）应该是我国明确关于社会急救医疗管理的第一个地方性法规，并于 2010 年第一次修订。旧《条例》共 29 条，明确了社会急救主管部门、社会急救网络组成、急救人员及硬件配置、救护车的使用管理、"社会急救医疗队"制度、社会各单位／部门及个人的援助责任、人群聚集等场所成立专业性和群众性救护组织、公众宣传教育、设置专项经费，并将经费纳入年度财政预算、相关奖励表彰等问题。2020 年底广州市卫生健康委启动了修订工作，新《条例》于 2022 年 11 月底批准，2023 年 5 月 1 日起施行。此次修订更加凸显"生命第一"的理念，鼓励具备急救能力的个人在医疗急救人员到达前，对患者实施紧急现场救护，在法律上明确其行为受法律保护，是一种非常必要的鼓励和风险上的"兜底"。新《条例》还规定公共场所应配置自动体外除颤器，违者或被罚；在无法确认患者地址，或无法进入现场时，公安或消防部门应及时予以协助；强调医疗机构不得以疫情防控等为由拒绝接收或者延误救治患者；急救医疗指挥机构应合理设置"120"呼救线路数量，科学调度；以及应当建立公众急救培训体系等。

2013 年《院前医疗急救管理办法》发布后，极大促进了全国其他城市社会急救相关条例的出台。2014 年《杭州市院前医疗急救管理条例》将社会急救的内容体现在总则、网络建设、服务管理、保障等各个章节中的专门条款；2016 年出台的《北京市院前医疗急救服务条例》体现了对社会急救的高度重视，单列出"社会急救力量能力建设"一章，内容涉及社会急救组织、管理、参与的方方面面，对政府相关部门的职责规定的事项、时间、方法十分明确，对社会组织和人员则是鼓励其积极参与社会急救，并且明确了鼓励和免责的内容；2016 年出台的《上海市急救医疗服务条例》在总则部分明确指出，本条例同时适用于院外急救、院内急救和社会急救的活动及管理，并且首次对社会急救给出了明确定义。2020 年，《湖南省现场救护条例》正式实施，该条例针对现场救护中存在的"不愿救、不敢救、不会救"问题，明确规定各级各类学校开设现场救护课程，鼓励全民参与学习，让有知识和能力的人参与救护；公共场所应该依法配备必要的救护设施设备，要对施救者免责，形成良好氛围。鼓励公益组织开展培训，促进现场救护更好发展。重视加强对公共事务单位工作人员的培训，让他们会救、敢救、及时救。

这些社会急救法规建设较为先进的地区，相关条例具有规定明确，要素全面，理念领先的共同特点，可执行性很强，体现最新的急救理念，鼓励有能力的第一目击者进行现场救治，能够大大提高救治成功率，并对社会普遍关注的法律责任问题进行了明确，使主动施救的群众能够得到法律保护。

三、总结

2003 年至今，我国社会急救法律法规建设逐渐走上蓬勃发展道路，尤其是《中华人民共和国民法总则》中的第 184 条，从国家最高立法机构角度肯定了见义勇为的行为，营造了互帮互助的和谐社会氛围，促进了各地社会急救相关法规的出台，广州、上海、北京等城市的相关法规条例对增强公民自愿参与现场救护的意识和能力、规范现场救护行为、增强公民自愿参与现场救护的意识和能力，及时有效抢救急危重症患者和伤者意义重大。但仍需要从国家层面统一社会急救操作规范和技术指南，明确社会急救设备硬件及资金的筹措，对于促进全国社会急救能力建设必将意义巨大。

（董晓梅）

第八章

社区急救师资培养

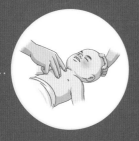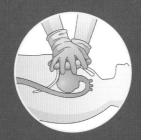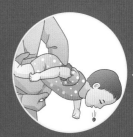

公众急救知识和技能的普及，直接关系到群众的生命安全。对于猝死、溺水等意外事故，在专业急救力量到达前，第一目击者和公众自救、互救等及时有效的救援，可以最大限度地减少人员伤亡。然而，调查显示我国社区居民的现场急救培训活动少，急救知识缺乏，不能满足急危重伤病员出现时现场急救的需要。建立健全院前医疗急救体系，尽快提高全民急救意识和自救互救技能已刻不容缓。当前我国公众急救培训面临的突出问题是师资匮乏和经费不足，如何建立起社区自己的急救师资培训体系，持续为居民培养大量合格的社区师资是加快全民急救的普及教育，培训出更多合格"第一目击者"是关键所在。

教学目标
- 培养合格的社区急救教师

教学目的
- 学会如何培养合格的社区急救教师

教学方法
- 以知识讲座、知识手册、现场实操为主
- 以设置模拟病例、知识技能竞赛为辅，鼓励互动教学
- 必要时辅以视频、动漫等多媒体手段

学时安排
- 1学时（45分钟）

教学重点
- 了解社区急救教师的定义
- 社区急救教师培训目标
- 社区急救教师培训组织构架
- 社区急救教师培训方式方法

教学难点
- 社区急救教师培训内容
- 社区急救教师培训组织管理

第一节 ｜ 培训目标和组织构架

一、培训目标

通过开展社区师资培养，培养合格的本地急救师资，进而通过社区急救师资持续开展面向居民的急救培训和宣传，达到快速提高居民应急救援意识，普及公众急救技能的目的，从而提升社区应急能力，培训出大批合格"第一目击者"，有效应对各种突发事件与灾害，切实保障居民生命安全，减少伤亡与残疾。

二、组织架构

谁来负责社区师资培训的组织领导工作？社区急救师资的培训目的是开展社区居民的普及教育，相关组织工作应由属地负责。结合社区实际情况，因地制宜，地方政府和街道办事处应组织成立社区公众急救培训工作委员会，负责社区急救师资培训和居民培训的具体事务，提供场地、经费等支持。

谁来培训社区师资？在欧美国家，急救知识普及工作都是由经过专业训练且持有教师资格的急救培训导师承担的，这些导师紧跟国际急救知识、急救技能的最新标准和信息，经过一定时间必须接受有关部门的再培训、资质认证后再重新上岗。目前，我国公众急救知识的普及尚缺乏固定的培训机构、统一的培训模式和完善的管理机制。现阶段，只要具有合法身份的组织机构及专业医护知识都可以进行培训，如急救中心、红十字会、医院、医学院校都可对公众进行急救培训，但目前针对公众急救培训的流程和模式尚缺乏规范与统一。建议考虑聘请辖区或周边二级以上医院、高校及红十字会等单位（没有的可以外聘）相关专业人员作为培训工作委员会的专家组成员，主要负责组织本单位专业人员担任社区急救师资培训导师，具体负责社区急救师资的培训与考核工作。

各居委会和辖区内各机关学校、社区团体、工厂、企事业单位应积极配合社区师资培训工作，鼓励本单位骨干积极参与师资培训，为学员的培训与学习提供时间和物质保障，对于在本单位和社区急救培训工作中有突出贡献的员工建议予以精神和物质奖励。

第二节 | 社区急救师资招募对象与要求

一、社区急救师资招募

社区急救师资可以从哪里发掘？其实，社区师资的招募对象是一切有志于成为社区急救教员的公众，原则是从社区中挖掘人才，从社会教育资源中招募人才，从各行各业的能者中寻觅人才，组成服务社区的专职师资队伍、兼职师资队伍和社区教育志愿者队伍，形成一套合理、可行的社区急救师资的管理方案，这是社区急救师资队伍建设的必经之路。具体招募对象可以来自社区管理人员、社区医疗单位相关人员（如社区医院科教科科长及工作人员）、学校教工（包括科学、自然、体育等科目教师和校医）、工厂厂医、社区家政工作人员、社区安保与管理人员、社区义工以及本居民医学专业相关人员和社区关键人员（如每栋居民楼的楼长）。

二、社区急救师资要求

报名条件：自愿原则，要求思想先进、作风正派、学有专长、乐于奉献。具体条件如下：

1. 遵守中华人民共和国的法律法规，组织性、纪律性强，有较高思想素质和道德修养。
2. 原则上在本社区居住或工作，年满 18 周岁，身体健康，具有完全民事行为能力。
3. 热爱急救救护事业，热心公益事业，志愿接受社区组织的救护培训和志愿服务。
4. 具有较强的学习能力和表达能力，可以用普通话或当地语言进行授课。
5. 有一定医学、教育学相关背景者优先，有时间和精力承担救护培训及相关任务。

第三节 ┃ 社区急救师资培训内容

目前现有的涉及公众急救培训主要内容为心肺复苏和创伤的急救，较少涉及其他如噎食、中暑、中毒等内容及常见急症发作时的家庭急救知识，培训内容比较单一片面。故在培训内容中适当增加常见急症、意外伤害、灾害的现场急救知识以及简单的病情判断、急救原则等，对于公众来说，掌握这些急救知识同样重要。作为普及培训，在追求培训人员覆盖率最大化的同时，内容必须系统全面才能达到普及目标。一般来说，社区师资的培训内容应系统包括以下内容，具体培训频次可因地制宜，视导师与本社区学员具体情况而定。

1. 急救意识教育 介绍社区常见意外伤害与突发事件类型、社区应急设备与资源情况、"第一目击者"的作用、社区公众自救互救知识技能培训的组织框架与培训目的、我国关于公众自救互救知识技能培训工作的法律规定、志愿者急救行为相关法律支持、心理救援方法技巧等，强调急救培训的意义，培养社区教员的责任意识，提高他们的学习与参与兴趣。

2. 自救互救基本技能之一 介绍人体血液循环、呼吸系统构造，心肺复苏基本知识、有效开通气道解除窒息的必要性、心肺复苏实施步骤。教员需练习如何快速识别心搏骤停的发生，有效开放气道与实施心肺复苏术。

3. 自救互救基本技能之二 介绍大出血、骨折的症状、危害，学习有效止血、安全包扎技术、搬运不同体型或病情的伤病者的方法、施救原则等。

4. 意外伤害自救互救 识别骨折、中暑、煤气中毒、溺水、烧烫伤、触电、食物中毒的发生，练习意外伤害发生时的应急处理措施、自救互救技能。

5. 突发事件避险逃生与家庭常见急症自救互救 学习火灾、地震、交通事故、电梯事故、恐怖袭击等避险逃生知识、急救技能；识别晕厥、猝死、心脏病发作等家庭常见急症，学习家庭常见急症的应急处理与自救互救技能。

6. 社区培训技巧与试讲训练 培养师资授课技能以及指导居民实操训练，讲解居民在训练过程中常见问题与错误等。

7. 知识考核与技能模拟训练 组织急救理论知识考核、情景模拟技能演练。

第四节 | 社区急救师资培训方式

社区师资培训和社区师资对公众的后续普及培训均应重视基础性、实用性、趣味性，鼓励开展形式多样的培训。目前针对公众的普及培训在方式上常常易忽略非专业人员的学习能力，多照搬对医学院校学生和专业急救人员的培训方式，对毫无医学基础的居民来说学习难度较大。事实上，在医疗原则允许范围内，适当简化培训方法，因人施教，特别是对一些较复杂的操作培训和特殊的培训对象，应选择最简单有效的操作方法，使非专业人员易于接受、理解、记忆，增加学习兴趣、降低培训难度，达到更好的培训效果。有研究显示，胸外按压时，只要简单地将手放置在胸部中间即可达到理想的按压效果，但必须保证按压深度和速度。而且，心肺复苏最初 6 分钟，并非一定需要正压通气。所以，在对公众急救培训内容和方式上可以作出适当更新，以适应普及培训工作需求。

培训采用书面教材和多媒体教材结合，采取灵活的教学方式，充分运用图像、声音、动画等直观方式讲解急救知识和技能，然后再通过实例讲解、现场演示、现场练习，最后考核的步骤，可以达到很好的培训效果。

除了传统的课堂授课，社区师资和居民的培训也可多利用新媒体平台，如微信群、手机应用软件（APP）等途径提高学员与公众学习的可及性，建立更通畅的互动平台。有条件的社区可建设"急救技术趣味屋""应急救护体验馆"等现代技术数字化基地，让学员便利体验急救设备的试用，模拟意外事故、灾害避险中可能用到的急救知识与技能，如心肺复苏和创伤救护（止血、包扎、固定、搬运）技术、自动体外除颤器（AED）的使用等。

社区急救师资也应积极与社区公益组织合作，建立社区志愿者基地，开设暑期培训班、课外俱乐部及高级培训课程，招募高校、中小学生志愿者，增加志愿者数量，提高志愿者知识技能水平，通过加强社区宣传、举办急救知识技能大赛与演练等途径，增强社区师资的工作效率，提高公众培训的覆盖率和培训效果。

学校教育是普及急救知识和提高居民素质的最佳、最根本途径，教育成本低，而且效果好。社区急救培训不能忽视这一阵地，社区师资应与校方联合，把急救培训作为学校教育的一项重要内容，把急救知识教育纳入学校教育的课时计划，针对不同年级学生制订科学、合理的培训课程，进行有计划、系统、连续的培训。以学校为突破口，是我国急救知识普及培训最长远、最根本的策略。

第五节 | 社区急救师资培训考核

　　社区师资培训考核与评价由授课的导师组负责，具体包括理论考核（相关知识知晓率和重要知识答对率）、操作考核（如单人心肺复苏术、创伤急救、噎食急救等）、社区授课效果评价三部分，结合公众对社区师资授课效果的反馈与评价来综合评价社区师资的培训能力与水平。

　　除了培训完成后的即时考核，还应定期组织社区师资的复训与演练，巩固基础急救知识，加强基本技能训练。社区或培训单位应为考核合格的师资颁发社区培训结业证书和社区急救师资的资格证书。

第六节 | 社区急救师资的管理和服务

应加强社区急救师资的管理和服务。首先，将培训合格的社区急救师资信息建档，建立本社区志愿服务紧急救护师资库，承担本社区内救护培训工作，建议师资证有效期3年，到期需复训与再评价，合格后再续；其次，对取得资格证的社区师资，聘用为社区急救培训教师，承担相应的社区教学宣传任务，根据教学授课完成情况，给予一定的志愿者补贴；第三，要提供社区急救师资培训的经费保障，师资培养作为公众急救普及教育体系的关键环节，所需经费应纳入财政预算。各级政府应加大在紧急救护培训上的投入，将培训所需经费纳入年度专项财政预算，确保本地区紧急救护培训工作顺利开展。

（叶云凤　董晓梅）

第九章

专业应急救援
志愿者

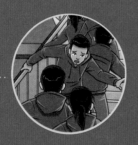
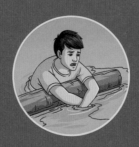
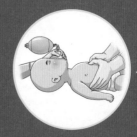

教学目标 > • 学会成为一名专业应急救援志愿者

教学目的 > • 学员认识到"专业应急救援志愿者"的重要性

教学方法 > • 以知识讲座、知识手册、现场实操为主
> • 以设置模拟病例、知识技能竞赛为辅，鼓励互动教学
> • 必要时辅以视频、动漫等多媒体手段

学时安排 > • 1 学时（45 分钟）

教学重点 > • 了解"志愿者"的定义
> • 如何当好"专业应急救援志愿者"这一角色
> • 掌握"专业应急救援志愿者"所具备的素质、知识、技能

教学难点 > • "专业应急救援志愿者"组织管理
> • "专业应急救援志愿者"培训

第一节 | 第一目击者与应急救援志愿者的关系

　　"第一目击者"（first responder）是指在现场为突发伤害、危重疾病的患者提供紧急救护的人。包括现场伤病者身边的人［亲属、同事、紧急医疗系统（emergency medical system，EMS）救援人员、警察、消防员、保安人员及公共场合服务人员等］，平时参加救护培训并获取培训相关的证书，在事发现场利用所学的救护知识、技能救助患者。"第一目击者"，又称为"第一反应人"。现场救护中的"第一目击者"不是指目睹事故发生的人，而是在事发现场利用所学的救护知识、技能救助伤病者的人。

　　联合国定义志愿者（volunteer）为"自愿进行社会公共利益服务而不获取任何利益、金钱、名利的活动者"，具体指在不为任何物质报酬的情况下，能够主动承担社会责任而不获取报酬，奉献个人时间和行动的人。根据中国的具体情况来说，志愿者指"在自身条件许可的情况下，参加相关团体，在不谋求任何物质、金钱及相关利益回报的前提下，在非本职职责范围内，合理运用社会现有的资源，服务于社会公益事业，为帮助有一定需要的人士，开展力所能及的、切合实际的，具有一定专业性、技能性、长期性服务活动的人"。一般认为，志愿者是自愿贡献个人的时间和精力的人，在不计物质报酬的前提下为推动人类发展、社会进步和社会福利事业而提供服务的人员。

　　志愿服务（volunteer service）则是任何人自愿贡献时间和精力，在不为物质报酬的前提下为推动人类发展、社会进步和社会福利事业而提供的服务。志愿服务分类可因服务内容的不同分为应急医学救援志愿者、消防志愿者、抗震救灾志愿者、奥运志愿者、社区志愿者、环保志愿者、网络志愿者等。

　　志愿者活动就是人们以自愿和不图物质报酬的方式参与社会活动，作为一项伟大而崇高的社会公益事业，志愿者活动已成为一项世界性的社会运动，并且在推动社会发展、促进人类进步上起到了巨大的作用，在世界各国受到了高度重视，并且随着志愿者活动在全世界的推广和普及已经引起了越来越多国际学者的关注。

　　20世纪80年代末，我国逐渐开始志愿者活动。近年来，志愿者参与突发事件应急医学救援已经越来越普遍，并且应急医学救援中的志愿者服务发挥着越来越不可取代的作用，志愿者参与突发事件应急救援工作能有效地加强政府部门突发事件应急处理的能力，一定程度上提高政府部门的突发事件应急管理能力。

从内涵上说"第一目击者"指在事发现场利用所学的救护知识、技能救助伤病员的人;"专业应急救援志愿者"指在应对突发事件时,在自身条件许可的情况下,参加相关团体,在不谋求任何物质、金钱及相关利益回报的前提下,在非本职职责范围内,合理运用现有的资源,开展力所能及的、切合实际的,具一定专业性、技能性应急救援活动以服务受灾民众的人。从这个层面看,"第一目击者"不一定是"专业应急救援志愿者",但"专业应急救援志愿者"一定要经历类似于甚至高于"第一目击者"的严格培训,所以"专业应急救援志愿者"可以理解为是"第一目击者"的晋级、升华。

第二节 | 应急救援志愿者应具备的知识、技能与素质

应急救援志愿者是突发事件应对处置中必不可少的重要力量。作为应急救援志愿者，与一般的志愿者不同，需要专门的素质和专业知识与技能。

一、应急救援志愿者应具备的知识

1. 具备各种突发事件发生特点及其危害的相关知识，能够判定各种灾难的危险度，针对不同情况作出准备。

2. 具备专业的救援知识技能，能够准确、快速处理伤病，挽救生命减少伤残；由于灾害发生的不确定性，对人伤害的无法预计性，在同一地区出现的伤员可发生多种伤情，要求医学救援人员具备医学各学科广博的急症急救知识。

3. 能够熟练使用与维护救援装备，掌握救援生存方法。

4. 具备专业的野外作业和生存知识技能、搜救技能、自身防护技能、驾驶技能等。

5. 具备救援卫生指导知识，能提供卫生防疫、环境卫生、食品安全、灾后恢复的卫生对策指导。

6. 能进行应急医学救援的预案拟制、应急响应、救援评估。

7. 具备灾害心理卫生服务知识技能。灾害事故对人群不仅造成躯体创伤，也有心理创伤。医学救援时应能给予受灾人群进行心理治疗，促使其身心全面康复，达到科学救援的目的。

8. 具备突发事件现场的自我防护、自救互救知识与技能，有较强的安全意识，自我安全、环境安全是实施医疗救援的前提条件。

二、应急救援志愿者应具备的能力

1. 管理能力 突发事件现场往往混乱无序但时间紧迫，每个应急救援志愿者就是自己实施救援活动的管理者，能够应对繁重的救援任务，处理各种突发情况并作出正确的决策。

2. 组织协调能力　应急医学救援是突发事件综合救援体系中的一个重要组成部分，不能单独地开展孤立性应急医疗救援，须和警察、武警、消防人员、志愿者等其他救援人员协调和配合，这就要求应急救援志愿者必须具备良好的组织协调能力。能够与其他专业救援队伍密切配合、协同作战，保证救援工作高效开展，实现"搜、救、送、治"一体化。

3. 优秀的语言沟通能力　应急医学救援无国界，应急医学救援不但要在国内，而且可能走出国门进行国际救援，良好的语言沟通能力不但为成功应急救援打下坚实的基础，也是向全世界展现我国应急医学救援事业良好面貌的手段之一。

三、应急救援志愿者应具备的素质

1. 具备优秀的意志品质　突发事件救援不可能只是依靠某一个专业救援队就可进行，应急医学救援也不可能只是依靠个别队员、某支队伍就可以成功实施，应急医学救援人员必须具备救援大局观，能够服从命令、听从指挥，具有团队协作精神，在艰苦条件下坚决执行自己的任务使命。

2. 具备高尚的医德　在灾害险恶环境下，应急救援志愿者只有发扬人道主义精神、爱伤观念，淡泊名利，无私尽责，并正确处理发生医学伦理冲突时的问题，才能最终实现"挽救生命、减轻伤残"的救援宗旨。

3. 具备良好的心理素质　面对灾害事故造成环境破坏、人员伤亡的震撼场面，应急医学救援往往又无能为力之时，加上恶劣的条件、危险的救援环境、超负荷的工作、意外受伤甚至同伴殉职等，对应急救援志愿者心理往往产生巨大冲击，这就要求应急救援志愿者应能稳定调控自身情绪，确保救援工作能够有序进行。

4. 具备良好的体能素质　灾区生活条件艰苦、环境恶劣、食物短缺，加上工作强度极大，没有健康的体魄和充沛的体能只会导致应急救援工作半途而废。

| 第三节 | **突发事件时应急救援志愿者的职能和活动规则** |

一、突发事件应对时应急救援志愿者的职能

应急救援志愿者在突发事件现场涉及的工作种类繁多，并且广泛地分布在不同的应急区域。

1. 搜救应急区域　搜救区域包含多个搜救任务区，在这里的应急救援志愿者主要负责伤亡者的搬运与转移工作，即专业搜救人员将伤亡人员转移出建筑物后，需要一定数量的志愿者将重伤员（不能行走、意识模糊）和死者从搜救任务区转移到就近的伤员集中点进行伤员的检伤分类、现场治疗和后送转运。要求搜救区域的应急救援志愿者具有基本的医疗急救知识、伤员搬运技能和良好的身体与心理素质，这部分志愿者大部分由灾区本身的社区志愿者队伍组成。

2. 医疗应急救治区域　医疗区域的应急救援志愿者主要分布在几个伤员集中点内，在这里的志愿者主要是对自行来到伤员检伤分类站的轻伤员进行包扎、止血、固定等简单的急救护理，稳定伤员伤情，因此医疗区域需要的是具有专业医疗救护知识的应急救援志愿者。

3. 生活应急区域　每个社区应急单元内至少有一个大型避难所，生活区域是灾民的临时住所，一般设在避难场中，无家可归的灾民大多聚集在此，不仅要维持正常的生活秩序，还需要心理抚慰，帮助他们从地震的阴影中走出来。所以此区域主要需要两类志愿者：一类负责物资的分发工作（其余时间清理现场或协助进行防疫工作），另一类负责受灾群众的心理救助与辅导以及灾民的文化生活服务等。负责心理救助的志愿者除了要耐心细致、热情周到以外，还必须具备丰富的心理疏导经验。

4. 指挥应急区域　指挥区域是应急救援志愿者的指挥中心，包括应急救援志愿者的管理培训人员、负责志愿者信息和灾情信息收集与传递的人员以及负责部门间通信协调的人员。

综上所述，根据不同应急救助区域对不同应急救援志愿者类型的需求可以大致将志愿者分为五大类，分别是负责搬运伤员的志愿者、负责医疗救助的志愿者、负责分发物资的志愿者、负责心理救助的志愿者、负责组织管理收集信息的志愿者。

二、突发事件应对时应急救援志愿者的活动规则

应急救援志愿者进入突发事件区域有一些规则需要遵守和注意。

1. 不拍照、不摄影　各种媒体在灾难避难所入口处常常 24 小时设置照相机，对此很多受灾群众感到不愉快。因为他们已经不能过着拥有个人隐私的自由生活，所以应急救援志愿者要特别注意不要给他们拍照。换位思考一下，如果你是受灾者，对于他人拍下你在避难所的生活或者被地震损坏的房屋，你又会作何感想呢？

另外，志愿者之间也要避免相互拍纪念照，因为这也可能会对受灾群众造成伤害。要注意，除被允许的以调查记录为目的的摄录以外，原则上个人都不要拍照。

2. 不领取救灾物资　原则上，应急救援志愿者要做好自给自足的准备，确保自己所需的食物、水、寝具。如果志愿者接受救灾物资那就是本末倒置了。即便物资有剩余或者是有人请你使用，志愿者都千万不能忘记物资是用于救灾的。只是需要注意的是，过于强硬地拒绝他人的好意可能会破坏良好的现场气氛，所以，要提前与各团体和团队做好沟通工作，采取适当的谢绝方法以减少误解和混乱。

3. 受灾者优先　避难所内设置的临时电话和厕所及其他相关公用设备要放在紧要关头使用，并且要以受灾者为优先。

4. 鼓劲要慎重　应急救援志愿者平日挂在嘴上鼓劲的一句话"加油"，在受灾地有时并不合适。这种问候可能会让受灾者产生这样的心情："都已经这么努力了还能再怎么加油？""你又没受灾你知道什么。"虽然是出于善意，可能也会让人感到压力，这点必须加以注意。另外，很多受灾者想找人倾诉，志愿者要做他们忠实的听众，但是不要自己去询问他们受灾时的一些事情，这些都要用心掌握分寸。其中还要特别注意，有人可能并不希望受到志愿者的主动搭讪，有的甚至不希望志愿者在身边说话。

5. 态度有分寸　志愿者是以团队的形式齐心协力开展活动的，因此，往往看上去热情高涨。但是就和拍照一样，如果热情高过了头，可能会给受灾者带来不愉快。希望不管是在受灾地还是在共同生活的场合，都要注意把握好分寸。

另外，志愿者需要做的是那些别人希望你做的事情，有些情况下，不随意插手反而是支持别人工作。例如，志愿者不要去包揽所有食物配给的工作，而是让避难者自己做好准备工作。要对志愿者没有工作可做的状况感到高兴，因为"不再需要志愿者"就是受灾者迈向新生活的第一步。

第四节 | 应急救援志愿者的组织管理

一、我国应急救援志愿者参与突发事件应对时现状

面对突发事件，有时行政部门的力量是有限的并且需要一定的反应时间，此时应急救援志愿者往往能充分整合社会力量并发挥其主观能动性，对紧急状态下政府应急救援力量进行及时的补充。应急救援志愿者人数众多，多元组合，行动迅速，积极主动，反应灵活。在应急救援中，应急救援志愿者队伍同行政部门的力量相比具有许多不可忽视的优势：

1. 在突发事件现场与外部的交通和信息都中断的情况下，遍布在突发事件附近的应急救援志愿者可以在第一时间赶到现场进行救援工作，最大限度地减少了人员伤亡和财产损失。

2. 因为志愿者广泛地分布在现场，与灾民接触较多，可以实时地了解受灾情况，并可在通信中断的情况下迅速及时地收集、传递和共享灾情信息，为行政部门制定应急决策提供了实时有效的信息支持。

3. 由于行政部门在灾后应急管理时过于集权，会造成灾害应急响应的迟缓或是效率低下，而应急救援志愿者在某些方面要灵活很多。因此，突发事件时广大应急救援志愿者的参与是对政府专业救灾队伍的有效补充，及时填补了行政部门在应急响应中的一些不足之处，加快了应急响应速度，同时也在一定程度上降低了行政部门应对突发事件的成本。

突发事件时大量应急救援志愿者踊跃参与，发挥了不可替代的重要作用。但是，志愿者参与大灾应急救援时要注意以下问题：

1. 加强应急志愿服务组织化问题、有序化　例如有研究发现，赴川志愿服务的组织化、专业化、有序化的不足被公认为是汶川抗震救灾工作中的突出问题。应急志愿者及其组织应在突发事件发生地行政部门、其他应急管理机构统一指挥、安排和管理下，井然有序地开展应急志愿服务活动。这是应急志愿服务与常态下志愿服务最大的不同，也是有效开展应急志愿服务的最基本的要求，否则必会带来很多棘手问题，如因后勤保障不足发生"角色转换"而沦为灾民；志愿者发生危险甚至死亡时，无法区分灾民还是志愿者身份等难题。

2022年，国家应急管理部印发了关于《"十四五"应急救援力量建设规划》的通知（应急〔2022〕61号），明确指出要"积极引导社会应急力量有序发展、持续推进基层应急救援力量建设"，加强对志愿者、社区基层等社会应急力量的登记注册、应急响应等制度性安排管理，对社会应急力量参与救援行动进行规范引导。开展社会应急理论和救援技能培训，提升其专业性。

2. 志愿者均衡分配 应急管理部门在面对不同技能、职业、年龄的志愿者时要合理整合这些资源，科学地按照志愿者的技能特长对志愿者进行分类，并结合志愿者的意愿、现场岗位的人才需求把他们分配到合适的岗位上。

3. 专业化水平不足的问题 很多参与应急救援的志愿者都缺乏专业的救援技能，导致救援效率低下，并且因为应急救助具有一定的危险性，次生灾害随时会发生，如果志愿者不懂得自身安全防护也可能会成为被救援的对象。

4. 可持续性不足的问题 由于志愿者参与应急救援缺乏有效的组织管理、志愿者技能参差不齐、缺乏法律保障以及对突发事件缺乏正确判断和评估，因此他们的救援行动往往缺乏可持续性。

二、加强应急救援志愿者的组织管理

在目前财力有限、职业救援力量不足、民间救援组织专业化不充分的前提下，我们应采用政府主导、社会成员广泛参与的模式，建立专业化的应急救援志愿者队伍。同时应该对社区居民应对灾难的能力、技术和要求进行分析，建立全民防灾的预防和救援体系。这样，既节省政府开支，又能满足公民参与应急救援的愿望和要求，同时还能提高我国应急救援效率和水平。如何在突发事件时对参与应急救援的志愿者队伍进行科学组织与管理，充分发挥志愿者队伍的优势，是一个亟待解决的问题。

1. 开展应急救援志愿者队伍的社会化建设。一方面大量社会化应急救援参与，可以提高公民的公益精神与风险精神，以满足社会各界通过志愿行动献爱心的愿望。另一方面，广大应急救援志愿者参与灾害救助，可以大大降低政府应急救援的开支与预算，缩小专业救援队伍的规模。加大开展志愿者队伍社会化研究，注重社会力量的调动，使志愿者队伍逐步成为各级行政部门应对各类突发事件的一支重要救援力量。

2. 依法建设专业化的应急救援志愿者队伍。当前，我国应急救援志愿者队伍法制化建设处于初级阶段。《中华人民共和国突发事件应对法》对专业化应急救援志愿者队伍建设提出了原则性要求，但在专门调整行政部门与志愿者在应急救援中的权利与义务关系，依法建立起装备精良、训练有素、专业化、庞大的应急救援志愿者队伍等方面没有细化。必须建立完备的法律体系，在完善我国《中华人民共和国突发事件应对法》的基础上，应尽快制定一部专门调整行政部门与志愿者之间权利与义务关系的法律或法规，调动行政部门和公民两个方面的积极性，规范行政部门和志愿者在应急救援中的行为，包括确定志愿

者的法律地位、行为依据和范围以及由此获得的社会回报等。

3. 发挥政府在应急救援志愿者队伍建设中的主导作用。政府是建设专业化应急救援志愿者队伍的主体，应在专业化应急救援志愿者队伍建设中发挥主导作用，只有选择政府主导、社会广泛参与的应急救援模式，才能充分实现应急救援职能。在"国家建立统一领导、综合协调、分类管理、分级负责、属地管理为主"的应急管理体制下，政府可以制定应急救援志愿者队伍建设的发展规划，制定各灾种应急救援志愿者队伍技术装备的标准、管理模式等。

4. 建立协调一致、有序高效的应急志愿者指挥系统。建立统一高效的应急志愿者指挥系统是有效应对突发事件和进行救援资源协调的重要保障。统一应急指挥平台的缺失，往往导致应急信息不畅通、无法实现信息共享，应急救援力量配置不合理，应急救援指挥无序，影响了应急救援效率。借鉴成熟经验，由国家应急管理部统一规划设计，要求各地政府建立与国家应急指挥平台相兼容的应急指挥平台系统，形成畅通全国的、完整统一的应急指挥平台系，实现全国范围内应急救援信息共享、应急救援力量统一调配，提高应急救援的效率。

5. 开展丰富多样的应急志愿服务技能培训。现阶段以志愿者为主的兼职救援队伍自我防护能力差，容易造成次生、衍生灾害。为此，需要在应急救援、自我防护等方面加强知识培训与技能指导。一是编写培训教材，充分依托网络资源、信息技术以及政府职能部门的行业优势，邀请有关专家编写符合本地区实际的应急志愿服务手册；二是开展定期培训，加强对应急志愿者的培训力度，充分发挥互联网的优势，开辟应急志愿者培训工作专栏，赢得更多民众的认可，形成完善、科学、便于操作的培训机制；三是开展预案演练，组织应急志愿者定期开展应急知识宣传、实战和演练活动，积极引导应急志愿者参与日常志愿服务。

6. 加大对应急救援志愿者招募、激励的力度，壮大应急救援志愿者队伍。各地行政部门应通过官方网站、各种媒体加大对应急救援志愿者光荣使命和神圣义务宣传的力度，与小学、中学、高等院校合作建立应急救援志愿者后备队伍，同时，依托各部门、各系统招募志愿者。另外，行政部门应出台志愿者表彰奖励办法、优先录用制度等，以鼓励、吸引公民加入应急救援志愿者队伍。

7. 建立应急救援支援者队伍的保险制度和损失补偿机制。呼吁行政部门为所有志愿者购买法定义务保险，同时，对志愿者参与应急救援所造成的损失，给予补助救济。在特定情况下，可以为志愿者购买人身意外伤害保险和损失补偿制度，解决志愿者的后顾之忧，激发他们的热情。

第五节 | 应急救援志愿者培训

应急救援志愿者简称应急志愿者，应急志愿者是突发事件应对处置中必不可少的重要力量。作为应急志愿者，与一般的志愿者不同，需要专门的素质和专业知识与技能。因而，对应急志愿者要做系统的、规范化的培训。

应急志愿者的培训应该涉及两个部分，即应急志愿者自身应具备的基本素质和应急志愿者影响周围环境的培训，即应急志愿者服务应急救援工作所具备的技能方法等方面培训。

1. 应急救援志愿者基本素养训练　包括应急救援志愿者必备应急管理基本理论知识，包括应急阶段管理基本知识、应急系统（应急指挥系统、应急资源保障系统、应急信息系统等）；应急志愿者招募管理（招募、筛选、培训、派遣、监测评估及反馈等）；应急志愿者权利和义务基本知识；基本专业素质知识，包括地震、洪水、危化品、地质灾害（泥石流、崩塌、滑坡等）等灾害救援知识；此外，还有应急志愿者自身身体素质、文化程度素质等内容。主要是对应急志愿者自身基本素质的要求，同时对整体培训教材有个总括的功能。

2. 应急救援装备操作技能训练　具体包括应急救援志愿者现场救援的救援设备使用及方法。从应急救援志愿者可以接受的最基础层次出发，将救援装备划分为救援通用装备和救援专业装备两个类别。具体来说，通用装备包括通信装备、交通工具、照明装置、防护装备等；专业装备包括侦检装备、医疗急救装备、消防装备、现场地图和有关图表等。对通用装备和专业装备的工程技术基本原理、使用方法进行系统性介绍。

依据划分的通用装备与专业装备类别，采用装备工程技术基本原理理论＋技能方法使用＋情景模拟的方式，针对每种救援装备先介绍其技术原理，在此基础上，设定一个或若干个灾害情景，进行每个救援装备的技能方法介绍或演示，必要时辅以图像和视频演示介绍。

3. 应急医疗救援技能训练　一般突发事件应急救援会遇到两个方面的问题：其一是基本的医疗救援工作，其二是灾后的传染病预防控制工作。建立在这种认识上，培训内容主要涉及应急志愿者现场救援的组织与管理、基本医疗急救技术、不同事件（自然灾害、事故灾难、突发公共卫生事件、社会安全事件等）医疗急救技术特点等。

主要先进行基本医疗卫生知识介绍，在此基础上，依据现场医疗救援和灾后传染病预防两个方面的具体情况，采用现场医疗救援技术理论＋技能方法使用＋情景模拟的方式，针对每种医疗救援技术先介绍其基本医学原理，在此基础上，设定一个或若干个灾害情景，进行每个医疗救援技能方法介绍或演示，必要时辅以图像和视频演示介绍。

4. 搜寻救援技能训练　搜寻救援技能非常广泛，其起源于不同灾种的救援工作中。在此认识上提出初步的搜寻救援技能方法，主要内容包括洪水灾害搜寻救援技能、地震灾害搜寻救援技能、建筑物废墟搜寻救援技能、旅游景点搜寻救援技能及地质灾害类（泥石流、崩塌、滑坡）搜寻技能等。此外，应急搜寻救援在灾害救援过程中异常重要，其他海上搜救等技能可以加以借鉴。

主要按灾难类别进行介绍，采用现场搜寻救援技术理论＋技能方法使用＋情景模拟的方式，针对每种搜寻救援技术先介绍其基本搜寻原理，在此基础上，设定一个或若干个灾害情景，进行每个搜寻救援技能方法介绍或演示，必要时辅以图像和视频演示介绍。

5. 灾民安置技能训练　主要包括灾民安置条件的建设（对受灾情况的整体把握、集中安置点的选址等）；住宅和生活的灾民安置（应急住宅的保障、永久住宅的保障、经济援助的提供、公共服务职能的恢复）；灾民安置区域的重建（公共设施的恢复、安全社区的恢复、文化传统的恢复等）、灾民安置区域的产业和经济的重建（中小企业的恢复、不同产业的恢复等）等。

培训时从住宅和生活的灾民安置、灾民安置区域的重建、灾民安置区域的产业和经济的重建等方面展开，必要时辅以图像和视频演示介绍。

6. 应急沟通技能训练　主要涉及突发事件发生后，针对事件引起的系列连锁事件链条、舆论传播及心理行为反应，展开积极的应急沟通工作，介绍国内外应急沟通技能、应急沟通理论方法体系、针对不同灾种如何展开较理想的沟通方式等。

以应急沟通技能为核心，将应急沟通技能训练分为几个模块进行，模块包括：①国内外应急沟通技能知识模块；②应急沟通理论方法体系模块；③具体行业灾害应急沟通技能模块等。

7. 应急预案编制及评审技能训练　借鉴较成熟的应急预案编制评审，结合我国实际情况，建立具有中国行业特色的应急预案编制原则、编制程序以及评审方法与技能，尤其结合不同行业实际，建立符合中国实际的应急预案评审方式。

按突发事件分类进行介绍，采用应急预案技术理论＋技能方法使用＋情景模拟的方式，针对每种应急预案编制技术先介绍其基本编制原理，在此基础上，设定一个或若干个灾害情景，进行每个应急预案编制技能方法介绍或演示，必要时辅以图像和视频演示介绍。

8. 应急演习设计及评审技能训练　借鉴国外成熟经验，结合我国实际情况，建立具有中国行业特色的应急演习设计原则、设计策略、设计程序以及评审方法，尤其结合不同行业实际，建立符合中国实际的应急演习评审方式。

主要按突发事件分类进行介绍，采用应急演习技术理论＋技能方法使用＋情景模拟的写作方式，依照这种写作方式，针对每种应急演习设计技术先介绍其基本设计原理，在此基础上，设定一个或若干个灾害情景，进行每个应急演习设计技能方法介绍或演示，必要时辅以图像和视频演示介绍。

9. 应急心理干预技能训练　结合不同突发事件种类，考虑不同涉灾人群的实际情况，针对不同人群建立相应的应急心理干预策略。将涉灾人群的行为、心理、生理统一起来进行系统考虑，建立系统的干预技能训练方法及模式。

以应急心理干预技能为核心，将应急心理干预技能训练分为几个模块进行，模块包括：①应急心理干预基本操作技能知识模块；②应急心理干预模式模块；③不同人群心理干预技能及模式模块；④其他技能模块等。

10. 应急避难避险技能训练　针对不同突发事件类别，结合我国实际，设定不同灾害的避难避险逃生场景，在此基础上，系统梳理不同灾害发生后的不同人群的避难避险逃生技巧及策略。同时构建相应的避难逃生训练技能模式及体系。

主要按照不同突发事件类别进行介绍，采用应急避难避险技术理论＋技能方法使用＋情景模拟的方式，针对每种应急避难避险技术先介绍其基本原理，在此基础上，设定一个或若干个灾害情景，进行每个应急避难技能方法介绍或演示，必要时辅以图像和视频演示介绍。

11. 应急资源管理技能训练　借鉴项目管理理论方法，对不同灾种的应急资源调度管理技能进行系统训练，包括对人力资源管理技能训练、物资管理技能训练、设备管理技能训练等。

以应急资源管理技能为核心，将应急资源管理技能训练分为几个模块进行写作，模块包括：①人力资源管理技能知识模块；②物资管理技能模块；③设备管理技能模块；④其他技能模块等。

12. 应急指挥与处置技能训练　结合不同突发事件种类，考虑中国行业救援实际，对突发事件现场指挥权设定原则、程序及策略模式进行梳理归纳，提出具有中国特色的现场应急指挥权模式策略。在此基础上，对不同突发事件类别的处置技能进行梳理归纳。

主要按不同突发事件种类进行介绍，采用应急指挥处置理论＋技能方法使用＋情景模拟的方式，针对每种应急指挥处置技能先介绍其基本原理，在此基础上，设定一个或若干个灾害情景，进行每个应急指挥处置方法介绍或演示，必要时辅以图像和视频演示介绍。

（徐晔杰　区慧仪　叶泽兵）

主要参考文献

1. 郑静晨，侯世科，樊毫军. 灾害救援医学. 北京：科学出版社，2009.
2. 张在其. 灾难与急救. 北京：人民卫生出版社，2017.
3. 王一镗，刘中民. 灾难医学. 镇江：江苏大学出版社，2009.
4. 沈洪，刘中民. 急诊与灾难医学. 北京：人民卫生出版社，2013.
5. 张文武. 急诊内科学. 北京：人民卫生出版社，2012.
6. 肖振忠. 突发灾害应急医学救援. 上海：上海科学技术出版社，2007.
7. 刘中民. 灾难医学. 北京：人民卫生出版社，2014.
8. 梁万年，王声湧，田军章. 应急医学. 北京：人民卫生出版社，2012.
9. 曹东林，王前. 应急检验学. 北京：人民卫生出版社，2012.
10. 李亚洁，周丽华. 应急护理学. 北京：人民卫生出版社，2012.
11. 黄飞，李观明，何剑峰. 应急医学案例分析. 北京：人民卫生出版社，2014.
12. 曾红. 应急与危机心理干预. 北京：人民卫生出版社，2012.
13. 田军章. 应急医学影像学. 北京：人民卫生出版社，2012.
14. 曲国胜. 汶川特大地震专业救援案例. 北京：地震出版社，2009.
15. 国家减灾委员会，中华人民共和国民政部. 全民防灾应急手册. 北京：科学出版社，
    2011.
16. 闫燕，马琴. 图解家庭急救大全. 沈阳：辽宁科学技术出版社，2009.
17. 陈颙，史培军. 自然灾害. 北京：北京师范大学出版社，2011.
18. 中国红十字会总会. 灾害救援预防手册. 北京：社会科学文献出版社，2010.
19. 中国红十字会总会. 救护师资培训教材. 北京：社会科学文献出版社，2009.
20. 上海市红十字会. 现场初级救护手册. 上海：上海交通大学出版社，2011.
21. 河南省红十字会. 公民现场急救指南. 郑州：河南科学技术出版社，2008.
22. 陈锦治，王旭辉，杨敬，等. 突发公共卫生事件预防与应急处理. 南京：东南大
    学出版社，2005.
23. 李世楪. 紧急救助心理手册. 北京：中国人民公安大学出版社，2008.
24. 刘新民. 重大灾难性事件的心理救助——突发事件心理救援与心理干预手册.
    北京：人民卫生出版社，2008.
25. 孟庆轩. 意外灾害的急救自救. 北京：中国社会出版社，2008.
26. 民政部紧急救援促进中心，中国人民大学危机管理研究中心. 紧急救助. 北京：
    中国人民大学出版社，2010.
27. 郑永东，桑向来. 乡村医生培训指南. 兰州：兰州大学出版社，2012.
28. 段华明. 突发事件应急能力提升. 广州：广东人民出版社，2007.
29. 桂维民. 应急决策论. 北京：中共中央党校出版社，2007.
30. 刘中民，张连阳. 中国基层医生灾难创伤紧急救治技术手册. 北京：中国医学电
    子音像出版社，2016.
31. 黄子通. 突发公共事件医疗救治. 广州：中山大学出版社，2008.
32. 王立祥. 王立祥化"万一". 广州：中山大学出版社，2016.

33. 祝益民，韩小彤. 第一目击者-现场急救指南. 长沙：湖南科学技术出版社，
    2015.

34. 王正国. 灾难和事故的创伤救治. 北京：人民卫生出版社，2005.

35. 冯子健. 传染病突发事件处置. 北京：人民卫生出版社，2013.

36. 苏旭. 核与辐射突发事件处置. 北京：人民卫生出版社，2013.

37. 李宗浩. 紧急医学救援. 北京：人民卫生出版社，2013.

38. 孙承业. 中毒事件处置. 北京：人民卫生出版社，2013.

39. 毛群安. 卫生应急风险沟通. 北京：人民卫生出版社，2013.

40. 刘治民，杨昌南，潘三强. 现场急救教程. 北京：人民卫生出版社，2007.

41. 陈晓松，刘建华. 现场急救学. 北京：人民卫生出版社，2009.

42. 黄飞，张永慧. 紧急应变. 广州：南方日报出版社，2011.

43. 王谦，陈文亮. 非战争军事行动卫勤应急管理. 北京：人民军医出版社，2009.

44. 李洋，董晓梅，王声湧，等. 社区居民卫生应急意识与能力调查. 中华流行病学杂
    志，2013，34（10）：993-997.

45. 王声湧，田军章，董晓梅，等. 紧急医学救援理论与紧急医学救援体系. 伤害医学，
    2013，1（4）：146-150.

46. 王声湧. 提升社区的防控能力是抗击流感大流行的根本. 中华流行病学杂志，
    2009，30（6）：541.

47. 王声湧. 汶川地震中国卫生防疫救援应急队伍的挑战. 中华流行病学杂志，
    2008，29（7）：629-630.

48. 李洋，董晓梅，彭琳，等. 儿童及青少年地震创伤后应激障碍患病率的Meta分析.
    中华创伤杂志，2014，30（11）：1075-1080.

49. 田军章，王声湧，李观明，等. 美国应急医学救援体系建设做法与理念. 现代医院，
    2012，12（12）：136-138.

50. 曹东林，田军章，李观明，等. 日本应急医疗救援体系建设的基本做法和理念.
    现代医院，2013，13（3）：137-140.

51. 孙鸿涛，田军章，叶泽兵等. 德国应急医学救援体系建设的做法与理念. 现代医院，
    2013，13（3）：13（2）：141-143.

52. 叶泽兵，蒋晓红，田军章. 新加坡紧急医学救援体系建设的理念及实践. 现代医院，
    2013，13（4）：132-135.

53. 田军章，王声湧，叶泽兵，等. 中国应急医学救援体系的发展现状与对策分析. 中
    国应急管理，2013（3）：14-19.

54. 黄飞，赵国香，何剑峰，等. 我国突发传染病事件应急管理的现状与展望——从
    SARS到人感染H7N9禽流感. 中国应急管理，2013（6）：12-17.

55. 李洋，王声湧. 鲁甸地震特点与灾区的卫生学评估. 中华流行病学杂志，2014，
    35（9）：1069-1071.

56. 李洋，池桂波，董晓梅，等. 2008—2011年中国特大道路交通伤害的流行病学分
    析. 中华疾病控制，2013，17（10）：833-836.

57. 王建国，田军章. 广东省组建紧急医学救援中心的必要性和紧迫性. 中国应急救援，
    2010，6（6）：49-52.

58. 连万民，陈淑华，叶泽兵，等. 广东省某医院区域应急医学救援体系智能化应用
    现状分析. 中华灾害救援医学，2016，4（10）：579-581.

59. 卢慧勤, 郑妮, 曾泗宇, 等. 国家级紧急医学救援队药品保障标准化模块构建探讨. 现代医院, 2015, 15（8）: 132-134.

60. 林茂锐, 杨华文, 曹东林. 环介导等温扩增技术在病原微生物检测中的应用新进展. 中华灾害救援医学, 2016, 4（10）: 587-590.

61. Cao D, Hu L, Lin M, et al. Real-time fluorescence Loop-Mediated Isothermal Amplification (LAMP) for rapid and reliable diagnosis of pulmonary tuberculosis. J Microbiol Methods, 2015, 109: 74-78.

62. 郝建志, 叶泽兵, 李晓锋. 城区公交车爆炸燃烧事件的院前紧急救援. 中国中西医结合急救杂志, 2015, 22（1）: 107-108.

63. 蒋晓红, 覃海森, 叶泽兵. 不同课程设置公众心肺复苏技能培训效果研究. 护理研究: 下旬版, 2013, 27（9C）: 3054-3055.

64. 蒋晓红, 李晓锋, 叶泽兵, 等. 536 名公众急救知识及心肺复苏技能培训掌握情况比较. 中国急救复苏与灾害医学杂志, 2013, 8（9）: 791-793.

65. 何忠杰, 姚卫海, 张志成, 等. "急救白金十分钟 - 全国自救互救日"部分地区大众急救现状横断面调查. 解放军医学杂志, 2015, 40（10）: 841-845.

66. 孙鸿涛, 李晓锋, 叶泽兵, 等. 专业智能普及型"紧急医学救援体系的建设研究. 现代医院, 2016, 16（10）: 1405-1408.

67. 孙鸿涛, 李晓锋, 叶泽兵, 等. "专业智能普及型"紧急医学救援体系的应用成果. 现代医院, 2016, 16（10）: 1409-1412.

68. 吴会东, 田军章, 徐炳珍, 等. 健康医学是健康管理的未来发展方向. 医学与哲学, 2017, 38（3A）: 13-17.

69. 王韵廷, 葛茶娜, 李晓锋, 等. 东盟地区论坛第四次救灾演习的医疗队伍筹备与救援实践. 医疗卫生装备, 2017, 38（2）: 138-141.

70. Norton I, Schreeb JV, Aitken P, et al. Classification and minimum standards for foreign medical teams in sudden onset disasters. Switzerland: WHO Press, 2013.

71. 黄永顺, 陈嘉斌, 劳炜东. 东盟地区论坛救灾演习实践与启发. 中国职业医学, 2016, 43（1）: 82-84.

72. 李洋, 叶泽兵, 蒋晓红, 等. 公众院前应急救护技能教育和培训体系的建设. 中华灾害救援医学, 2018, 6（1）: 46-49.

73. 郑进, 郑湘豫. 第一反应人在灾害救援中的地位和作用. 中华灾害救援医学, 2014, 2（7）: 388-390.

74. 翟军平, 张勋, 蒋洋洋, 等. 院前急救师资培训的实践与探索. 中华灾害救援医学, 2014, 2（11）: 618-621.

75. 张勤, 张书菡. 志愿服务参与应急管理的能力提升探析. 中国行政管理, 2016（5）: 119-124.

76. 苏运辉, 周晓舟, 王日星, 等. 动画网络互动平台在社区居民应急救护培训中的应用. 护理学报, 2015, 22（16）: 75-78.

77. Tanimoto T, Uchida W, Kodama Y. Japan: health after the earthquake. Lancet, 2011, 377(9770): 968.

78. 林劲芝, 叶泽兵, 叶云凤, 等. 2015 年东盟地区论坛第四次救灾演习化学品泄漏医疗紧急救援. 伤害医学: 电子版, 2016, 5（2）: 60-62.

79. 叶云凤, 董晓梅, 王声湧, 等. 国内外公众自救互救技能培训研究进展. 伤害医学:

电子版，2015，4（1）：37-44.

80. Hazinski MF, Nadkami VM, Hickey RW, et al. Major changes in the 2005 AHA Guidelines for CPR and ECC: reaching the tipping point for change. Circulation, 2005, 112(24 Suppl): V206-V211.

81. Hazinski MF, Nolan JP, Aicken R, et al. Part 1: executive summary: 2015 intemational consensus on cardiopulmonary resuscitation and emergency cardiovascular care science with treatment recommendations. Circulation, 2015, 132(16): 2-39.

82. FEMA. About Community Emergency Response Team. (2014-07-24). http: //www. fema.gov/community-emergency-response-teams/about-community-emergency-response-team.

83. 中国红十字会官方网站. 红十字急救掌上学堂. [2015-01-15]. http：//www. redcross.org.cn/hhzh/zh/sy/zl/app/.

84. 钱兴才，易子娟，姜琳，等. MPDS 指导下第一目击者实施 CPR 的现况调查研究. 中国急救复苏与灾害医学杂志，2017，12（7）：684-686.

85. 刘晓亮，蒋宇，邹联洪，等. "现场救护—第一目击者行动" 急救科普活动实践. 中国急救复苏与灾害医学杂志，2016，6（10）：634-636.

86. Kim H, Ahn ME, Lee KH, et al. Disaster medical assistance in super typhoon Haiyan: collaboration with the local medical team that resulted in great synergy. Ulus Travma Acil Cerrahi Derg, 2015, 21(2): 143-148.

87. Katz R, Sorrell EM, Kornblet SA, et al. Global health security agenda and the international health regulations: moving forward. Biosecur Bioterror, 2014, 12(5): 231-238.

88. Gareth R, Clegg R, Lyon J, et al. Dispatch-assisted CPR: Where are hold-ups calls to emergency dispatchers A preliminary analysis of caller-dispatcher interaction during out-of-hospital cardiac arrest using a novel call transcription technique. Resuscitation, 2014, 85(1): 49-52.

89. Amelia C, Pamela S, Christopher O, et al. Public expectation of receiving telephone pre-arrival instructions from emergency medical dispatchers at 3 decades post origination at first scripted site. J Emerg Dispatch, 2011(5): 37-39.

90. Reveruzzi B, Buckley L, Sheehan M. School-based first aid training programs: A systematic review. J Sch Health, 2016, 86(4): 266-272.

91. Chandan JS, Meakin R. Do special constables in London feel that they are adequately prepared to meet their first aid responsibilities? A qualitative study. BMJ Open, 2016, 6(1): 010082.

92. Davies K. First aid is a critical element of community-focused care planning. Nurs Stand, 2015, 30(3): 30-31.

93. Nelson BP, Melnick ER, Li J. Portable ultrasound for remote environments, Part I: feasibility of field deployment. J Emerg Med, 2011, 40(2): 190-197.

94. Sun YS, Zhao XY, Zhang BK, et al. Practices and thinking of laboratory detection in the aid to West Africa to fight against Ebola. Bratisl Lek Listy, 2016, 117(5): 254-257.

95. Yang J , Yang Z, Lv Q, et al. Medical rescue of China International Search & Rescue Team (CISAR) in Nepal earthquake. Disaster Med Public Health Prep, 2018, 12(4): 536-538.

96. Liu X, Tang B, Yang H, et al. The technical efficiency of earthquake medical rapid response teams following disasters: the case of the 2010 yushu earthquake in China. Int J Environ Res Public Health, 2015, 12(12): 15390-15399.

97. Neumar RW, Shuster M, Callaway CW, et al. Part 1: executive summary: 2015 American Heart Association guidelines update for eardiopulmonary resuscitation and emergency cardiovascular care. Circulation, 2015, 132(18): 315-367.

98. Dyson K, Morgans A, Bray J, et al. Drowning related out-of-hospital cardiac arrests: characteristics and outcomes. Resuscitation, 2013, 84(8): 1114-1118.

99. Hung KK, Cocks RA, Poon WK, et al. Medical volunteers in commercial flight medical diversions. Aviat Space Environ Med, 2013, 84(5): 491-497.

100. Escott ME, Gleisberg GR, Kimmel K, et al. Simple thoracostomy. Moving beyong needle decompression in traumatic cardiac arrest. JEMS, 2014, 39(4): 26-32.

101. Yeung J, Chilwan M, Field R, et al. The impact of airway management on quality of cardiopulmonary resuscitation: an observational study in patients during cardiac arrest. Resuscitation, 2014, 85(7): 898-904.

102. Orioles A, Morrison WE, Rossano JW, et al. An underrecognizedbenefit of cardiopulmonary resuscitation: organtransplantation. Crit Care Med, 2013, 41(12): 2794-2799.

103. Soar J, Nolan JP, Böttiger BW, et al. European Resuscitation Council Guidelines for Resuscitation 2015: Section 3. Adult advanced life support. Resuscitation, 2015, 95: 100-147.

104. Baars HF, van der Smagt JJ, Doevendans PA. Clinical Cardiogenetics. London: Springer, 2011: 401-412.